U0352473

免疫力 是第一生命力

主编◎李先亮

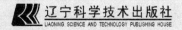
辽宁科学技术出版社
LIAONING SCIENCE AND TECHNOLOGY PUBLISHING HOUSE

图书在版编目（CIP）数据

免疫力是第一生命力 / 李先亮主编. -- 沈阳：辽宁科学技术出版社, 2020.6
ISBN 978-7-5591-1560-7

Ⅰ.①免…　Ⅱ.①李…　Ⅲ.①免疫学－普及读物　Ⅳ.①R392-49

中国版本图书馆CIP数据核字（2020）第079936号

出版发行：辽宁科学技术出版社
　　　　　北京拂石医典图书有限公司
地　　址：北京海淀区车公庄西路华通大厦B座15层
联系电话：010-57262361/024-23284376
E-mail：fushimedbook@163.com
印 刷 者：唐山富达印务有限公司
经 销 者：各地新华书店

幅面尺寸：145mm×210mm
字　　数：273千字　　　　印　　张：10.75
出版时间：2020年6月第1版　印刷时间：2022年1月第5次印刷

责任编辑：李俊卿　　　　　责任校对：梁晓洁
封面设计：仙境设计　　　　封面制作：仙境设计
版式设计：天地鹏博　　　　责任印制：丁　艾

如有质量问题，请速与印务部联系　联系电话：010-57262361

定　　价：48.00元

序一

庚子开年全球就先后暴发新冠病毒疫情，世界范围内的卫生、经济、政治体系都面临了一次大的考验。这个最最微小的病毒，带来最大的世纪变革，因此也给人们带来了很多思考。可以看出，未来的世界里，很多体系需要改革了。

病毒是公平的，也是无情的，病毒传染不分高低贵贱，不论种族肤色，病毒在不公平的物欲世界里，践行着适者生存的信条，病毒告诉大家，免疫力才是健康的根本。

在健康领域，我们需要重新定义，什么是真正的健康，什么是最珍贵的财富，什么是最重要的生命力，什么是有价值的健康管理。

在这本书中，我们看到了作者对健康与疾病的深度思考，从免疫学角度出发，挖掘免疫与病毒、免疫与健康、免疫与衰老、免疫与肿瘤等免疫与生老病死的内在关系。作者致力于通过免疫检测手段，把"虚幻"且难以描述的免疫力给予系统量化，尝试了用一种新的量化标准来评价机体免疫系统是否处于一个平衡态，并具体运用于健康管理层面来评估"未病、欲病、已病"状态，以及在临床对病人的免疫状态进行评估，以指导治疗。这种想法基于作者对临床诊疗过程中一些现象的深入思考。

作为一名肝胆胰外科的医生，经常面对的是肝癌、胰腺癌、胆管癌这些术后没有什么好的治疗办法的肿瘤，如何帮助患者提高自身的免疫功能或自愈能力以延长生命，以及如何让肝脏移植术后的病人在使用免疫抑制剂的同时，既要保护移植器官不被免疫系统排斥，又不能因用药过度造成免疫低下诱发肿瘤，这些都是时常困扰我们的问题。其实不论在亚健康状态还是各种疾病状态下，人体免疫状态的不平衡都贯穿其中。

在本次新冠肺炎疫情中，也可以观察到：同样是病毒感染以后，有的人表现为无症状感染者，有的表现为轻症很快自愈，有的则为重症、危重症甚至死亡。如果个体的非特异免疫功能良好，能顺利产生特异性免疫应答且适度，预后就好；如果非特异免疫功能低下或无能，病毒就可以长驱直入，大量感染人体内的细胞，加上后续获得性免疫反应剧烈，火力全开，就会造成大量的组织细胞（包括血管内皮细胞）损伤，直至引起多个器官的功能障碍甚至衰竭。

通过这次新冠肺炎疫情，让我们对健康管理有了更深层次的认识。未来的健康管理，包括疾病的预防与康复将会更加注重人体免疫功能的检测与评估，以及相应的免疫功能的调理。随之也将带来新的健康管理理念与健康管理模式。

本人作为科学工作者长期从事外科基本问题的研究，曾在国内外进行过感染、创伤、全身炎症反应综合征——多器官衰竭的防治，干细胞与组织工程，肿瘤诊疗新技术研究等；作为医生在临床方面也治疗过许多传染性疾病和肿瘤患者，特别是近二十年来在肿瘤的免疫治疗与伴随性免疫学诊断方面进行了一些探索。大量的真实世界证据和亲眼所见的一些肿瘤患者的康复奇迹让我认识到，维持人体免疫系统的正常态或平衡态是预防疾病和控制疾病的重要途径。这与中医的阴阳平衡学说不谋而合。

本书作者在肿瘤免疫与移植免疫方面的研究与医疗实践也印证了免疫治疗与免疫评估在外科诊疗中的重要作用。作为外科医生，作者不仅用手术刀为患者切除肿瘤或进行器官移植，还运用所掌握的深厚的免疫学知识与技术，为患者术后的康复尽心尽力，并在某些肿瘤患者的治疗中获得了很好的疗效。特别是本书所分享的在胰腺癌、卵巢癌方面的病例以及作者的深度思考，对其他临床医生也具有重要的借鉴意义。

免疫不仅仅在肿瘤治疗中起重要作用，在预防和治疗慢性疾病、疾病康复、健康管理、延缓衰老、保持年轻态、与中医的整合等方面，都有着重要的作用。本书也有翔实的介绍和趋势判断，提出了未来免疫在健康和疾病不同层面的作用机制和防治方法；更有可能结合免疫检测，未来在中医疗效的量化方面，做出创新的工作贡献。

这是一本轻松幽默的免疫科普书，可以让高高在上的免疫学研究变得通俗易懂。这是一本外科医生对免疫学领域的深度思考与总结，促使外科手术治疗与免疫检测和免疫治疗有机的结合；这是一个免疫学者对免疫学发展的预判，书中传递了某些对未来的预言。作者希望，可能未来的某一天，所有人都相信免疫是第一生命力，免疫是我们健康的根本。

让我们一起来了解免疫、重视免疫、检测免疫、管理免疫吧，最终健康快乐地活到120岁。

解放军总医院（301医院）

普通外科研究所原副所长、研究员

解放军全军普通外科专科中心原副主任、主任医师

序二

　　2020年是人类历史上非常特殊的一年，一场突如其来的新冠肺炎疫情让整个世界"变了模样"，疫情导致全球经济停摆、失业率大增，需要很长的时间才能恢复正常社会秩序。专家预测，如果不坚持较长期严格防控，新冠病毒将长期存在，严重影响人类的生活和健康。

　　新冠病毒具有传播速度快、无症状潜伏期长、对全身主要器官和免疫系统攻击力强等特点，因为新冠病毒出现了多个变异，更加大了疫苗研发难度。新冠病毒让人们只能回家隔离，让我们脱离了往年繁忙的投资工作节奏，有机会静下心来，进行复盘和反思，与自己的心灵对话，对于金钱、财富、健康、责任、名气、地位、生活等进行了重新的排序。在疾病面前，只有健康才是人生的"1"，其他排在后面的都是"0"。没有了"1"的存在，其他都没有意义。

　　疫情期间，在我们"鹰派大家庭"里关于新冠疫情的讨论很热烈，各方观点纷呈，我也经常整理一些所见所闻所想，集合大家的智慧，在我的公众号"鹰雄所见"发表了30篇"老鹰疫情笔记"。而我们"鹰派大家庭"的免疫医疗专家李先亮教授在积极回顾和总结过去30年的医疗和科研经历的基础上，用了一个多月的时间将他自己对免疫的深入理解整理成书——《免疫力是第一生命力》，近期就要和大家见面了。

和先亮认识6年了，从筹备铭道医疗项目开始，到逐渐深入一起探讨疾病和健康领域的进展，最后成为了好朋友。先亮对医疗和健康领域的预判比较超前，他创立了第一个全面的免疫力评估评分体系，可以真正地定义亚健康人群，因此带来了治未病领域的实质性进步。这是一个能够带来健康领域巨大变革的技术。

我是免疫医疗理论较早期的推崇者，也是免疫健康调理的受益者，我们"鹰派大家庭"的成员和朋友们都接受了以免疫为核心的健康管理理念，因此带来了身体和精神上的健康愉悦状态。投资很多时候是需要看回报的，但我觉得和先亮在一起，我能够收获的是更有宽度和长度的健康人生，这是最有价值的回报。有了年轻化的状态和健康的身体保障，我可以高效地实现我的投资梦想，早日投出一千个优秀的项目。

因为乐观、乐见新事物和爱学习，我可能是投资人里最了解免疫知识的。因为专业、梦想和执着，先亮可能是外科医生中最懂免疫产业的。未来的路上，我们会携手前行，实践初心，一起管理好人生的"1"，呵护好家庭、朋友，在不同维度上实现人生价值。

治未病，赢未来。免疫就是打开未来健康管理的核心入口。这本书详细介绍了免疫基本知识，通俗易懂，是我看过的最好的免疫科普，也是未来健康保障的红宝书，值得大家拥有。

老鹰基金创始合伙人

中国长远控股兼董事局主席

香港中文大学全球校友咨询委员会成员

新亚书院校董会成员

科技部火炬创业导师联盟发起人

前 言

　　时间是个善变的东西。曾经青葱无畏，机缘巧合，离乡赴港学习，后入法国研究工作。时间在游荡，悠悠已十年。阳光、沙滩、草地，习以为常，自由、梦想和事业，环绕吾身。走过的那悠哉时光，曾经留下的满满回忆，回国后，竟越来越模糊。

　　不觉步入人生中年，每一天，每个月，每一年，都飞速流逝。时间在逃走，内心恐慌在泛滥，诸多要事未竟，可时间哪里去啦？万事万物是平衡的。既然提前透支十年悠闲的青春岁月，只好用今后二十年苦逼的中年时光来补偿。遂投身免疫转化，踏入产业征程，不懂不顾地挣扎前行。为此，把一天的光阴活出两天的质量，我无怨无悔。

　　非利所惑，内心责任使然，只为在另一个维度上，做我的大医生梦想。这是初心，儿时就知道自己的医生梦，现在，身心还在逐梦的路上。不忘初心，做个追梦人。新冠疫情来袭，时间也慢了下来。病毒告诉大家，免疫力是第一生命力。呵护免疫平衡是我的责任，保卫大家的健康财富是我的愿望。遂熬夜疾书，一月成稿，为普及免疫之道。

　　世间万物皆有规律，即为道。做事情若可遵循医道、尊重人道、契合商道，则必然顺应天道。如此，事可成也，此即吾之信念。

2020年3月于北京

目 录
contents

第三部分

免疫系统的阴阳平衡——健康的王道

第四部分

我的免疫我做主——增强免疫功能的实用策略

第五部分

你的免疫你说了算——免疫调节实战案例分析

第六部分

免疫问答——患者想知道的十万个为什么

第一部分 走进免疫
——无处不在的免疫力

第一章

初识免疫——人体内的"万里长城"

世界一直处于变化之中，而每一次重大事件的发生只能让剧变加速到来！物竞天择，适者生存，那些能够生存下来的，既不是最强壮的，也不是最聪明的，而是最能适应变化的物种。

最近的新冠病毒疫情，让人们把关注点从权力、财富、名气等转向了生命和健康。面对疫情，我们的生命从来没有如此的脆弱。随风飘散的，不仅仅是病毒，还有健康、权力、金钱、欲望、名声等。

当时代巨变来临时，当疫情风暴袭来时，谁会来拯救我们？时间给出了清晰的答案，只能靠我们自己。我们内在的免疫系统才是保护我们的"万里长城"。我们强大的免疫力才是我们的"天将雄兵"。

人类在进化过程中，为了生存必须与各种疾病和抗原做斗争。经过漫长的演变过程，人体逐渐形成了一套强大的防御体系。它包括抵御外来侵袭的天然屏障保护（对外国境线）和深层次清理内部衰老、突变、坏死细胞的自我净化机制（对内维稳的警察机制），以及通过识别自我和非我而不对自身组织进行攻击的自我保护机制（对内保护的军队机制）。这就是人体的免疫系统，就像人体王国的"军队和警察"。

我们的"军事体系"是怎么组成的呢？免疫系统是由免疫器官（大本营）、免疫细胞（战斗人员）和免疫分子（战斗武器）组成。

免疫器官根据其作用可分为中枢免疫器官（中央直属）和周围免疫器官（各军分区属下）。人的胸腺和骨髓属于中枢免疫器官（大本营），其中骨髓是干细胞（幼儿园小毛头）和B细胞（火箭军）发育分化的场所；胸腺是T细胞（陆军部队）发育分化的器官。脾和全身淋巴结是周围免疫器官，它们是成熟T细胞和B细胞定居的部位，也是发生免疫应答的场所（免疫副中心的定位）。此外，黏膜免疫系统和皮肤免疫系统也是重要的局部免疫组织（地方军事部队）。

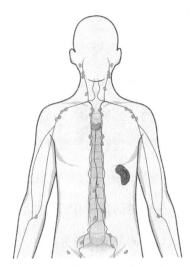

免疫系统重要军力布防图

广义的免疫细胞包括造血干细胞、淋巴细胞系、单核吞噬细胞系、粒细胞系、红细胞、肥大细胞和血小板等；狭义的免疫细胞主要是以淋巴细胞和粒细胞为主。而一般我们所说的免疫力，主要是指淋巴细胞的战斗能力。

免疫分子包括免疫细胞膜分子，如抗原识别受体分子、分化抗原分子、主要组织相容性分子及一些其他受体分子等；也包括由免疫细胞和非免疫细胞合成与分泌的分子，如免疫球蛋白分子、补体分子、细胞因子等。这些都是免疫细胞的强大武器和装备，是我们机体"保家卫国"的重要手段。

免疫的"万里长城"有三道防线。

人体的皮肤和黏膜（国境线，起到类似长城的物理屏障作用）是人体的第一道防线，阻挡着各种致病微生物的侵入，这是物理防御体系。在此基础上，配置有一些基本的免疫对外防御功能，例如，皮肤的汗腺排泄出的乳酸抑制病原菌生长，皮脂腺分泌的脂肪酸也有一定的杀菌作用。呼吸道、消化道、泌尿生殖道的黏膜有机械性消除细菌的作用。大部分进入鼻腔入口处的细菌被鼻毛挡住，粘着在鼻腔黏膜分泌的黏液上，这些细菌可被呼出的气体带出，能限制病原体侵入下呼吸道。在唾液、眼泪和乳汁里含有溶菌酶（无形化骨散），能溶解和杀灭细菌，这一道防线是不容易被攻破的。但如果因为某种原因使黏膜的防御功能下降，人就容易得病。除了皮肤和黏膜外，人体还有血脑屏障和血胎屏障等保护机制。这些防线就相当于我们的边境线，处于内外交接的咽喉要道，一定要严防死守的。

当病原体突破第一道皮肤和黏膜的防线后，就会进入第二道防线，面对固有免疫体系的防护，尤其是粒细胞体系、吞噬细胞体系和自然杀伤细胞体系（NK，警察部队）立刻发挥固有免疫防御作用（天生就有的战斗能力）。细菌感染时粒细胞会反应性增多，人体出现体温升高等反应。外源性的病原体会被人体内具有吞噬病原体能力的吞噬细胞所消灭，如吞噬细胞、单核细胞、巨噬细胞等。这种吞噬细胞广泛分布在各种组织和细胞中，像"巡逻兵"一样监测病原体。

如果病原体冲破第一道防线和第二道防线，在人体获得了立足点并大量繁殖，就会引起适应性免疫反应，则启动了第三道防线。这就是适应性免疫的功能（有了与敌人接触，就有战斗经验啦），此时主战的淋巴细胞华丽登场。

人的淋巴细胞系是由形态相似、功能各异的不均一细胞亚群所组成。淋巴细胞就是我们人体王国的主要军事力量，我们已经了解并命名的有100多个淋巴细胞亚群，都有着内在逻辑性的分工合作。淋巴细胞可特异性识别免疫抗原和刺激，就像一个精密合作的体系，在不同抗原刺激情况下发挥不同的功能。

T细胞是我们的主战部队，相当于我们的陆军，是由一群分工不同的淋巴细胞亚群组成，能识别异种抗原（敌人）、呈递信号和杀灭外来入侵者，协助B细胞产生抗体。T细胞可随血流及淋巴分布于体内各部位。在正常情况下，T细胞在周围组织中的数目相对稳定，如在胸导管淋巴液中约占90%，在脾中约占30%，在淋巴结中约占75%，在末梢血中可占60%～80%。T细胞还能分泌一些细胞因子，如白介素、转移因子、干扰素等强大战斗武器，调控免疫反应或直接杀灭抗原物质。

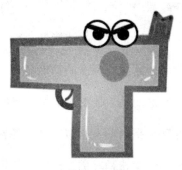

主战的T细胞

B细胞是我们的火箭军部队，出生后在骨髓内分化成熟。成熟B细胞可定居于周围淋巴组织，如淋巴结的皮质区（兵站）和脾的红髓及白髓内。

在外周血中，B细胞占淋巴细胞总数的10%～15%。B细胞是体内唯一能产生抗体（免疫球蛋白分子，类似于靶向制导导弹）的细胞。人体内含有识别抗原特异性不同的抗体分子（目标敌人不同，导弹靶向也不同），其多样性是来自千百万种不同B细胞克隆（导弹大家族）。每一个B细胞克隆的特性是由其遗传性决定的，可产生一种能与相应抗原特异结合的免疫球蛋白分子。

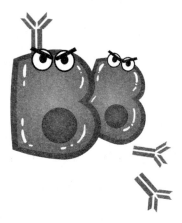

强大的B细胞

免疫系统的三道防线功能概括起来主要有三个方面。

1. 免疫的防御功能（防御外敌）：是指机体抵抗病原微生物感染的能力。免疫的防御功能将会有效地抵御细菌、病毒（新冠病毒感染和流感等敌人）、真菌等外敌入侵，从而使身体保持健康状态。如果免疫防御功能过低，人体就会反复发生各种感染；反之，这种能力过高，人体又易发生过敏等反应。

2. 免疫的稳定功能（防衰保健）：是指机体清除体内衰

老、死亡或损伤的自身细胞的能力。生物体的各种组织和细胞都有一定的寿命，它们不断地进行新陈代谢，来维持机体的健全。机体也必须从体内不断地清除衰老和死亡的细胞。人类提前衰老，就是因为免疫平衡稳态被破坏，清除衰老细胞能力下降；如果这种能力过高，把正常细胞也当作衰老的或损伤的细胞来清除，也就是对自己的正常细胞发生了免疫攻击，就会导致人体自身免疫性疾病的发生。

　　3.免疫的监护功能（消除隐患）：免疫的这种功能可以识别和消灭体内产生的突变细胞。在外界环境影响下，体内经常发生一些细胞的变异，这些细胞一旦发育起来就是肿瘤细胞（黑社会）。体内的免疫监视功能可及时发现这种异常细胞，并及时将其清除。如果这种功能下降，人体就会发生肿瘤。因此，免疫下降或是免疫衰竭，是肿瘤发生的主要原因（没有警察和军队，黑社会就一定会闹事）。

　　人体真奇妙，免疫很神奇。免疫系统纵向上有内在的指挥体系，即免疫系统→免疫器官（中枢免疫器官和周围免疫器官）→免疫细胞→免疫分子，层次分明，指令清晰；另一方面，整个系统在横向上互相配合，协同作战，构成一个立体的、全方位的保护机体王国的免疫军事力量。

第二章

鼠年大疫中的大道理
——病毒与免疫的永恒对决

2020年春节前夕，没人会料到，鼠年发生的第一件大事就是新冠病毒感染的"鼠年大疫"。甲子轮回，开年凶险。千年进化，带来亘古的挑战，病毒和免疫是永恒的相爱相杀。

人类历史也是一部悲壮的与病毒博弈的历史，各种病毒引起的烈性瘟疫曾给人类带来过惨痛的记忆，远的有天花、脊髓灰质炎（小儿麻痹症），近的有严重急性呼吸综合征（SARS）、埃博拉、中东呼吸综合征（MERS）、甲型流感等。

目前全球每年有291 000～646 000人因流感病毒相关的呼吸系统疾病而死亡。如果你觉得这些数字离你还是很远的话，那么你一定还记得有篇文章——《流感下的北京中年》——让所有人知道了一个事实，一次不经意的病毒流感带来的不仅仅是花费巨大的医疗抢救过程，也是一个放大镜，能看清楚一个人的社会职责、家国情怀、名气财富、生活态度，乃至生命抉择。

而这一切，其实一直离我们很近，根本经不起考验。从远古走来，从 SARS 到新型冠状病毒传染，病毒对人类的威胁从未走远。

多数病毒感染引起的肺炎，临床症状表现轻微，通过适当休息和对症治疗后都会好转，甚至可以痊愈。普通季节性流感就是这样，没有人会害怕普通流感，只要自身免疫力好，病毒就会被主动清除，因此这些病毒性疾病也可以称作自限性疾病。

但当人体免疫力下降，可能普通的病毒感染也会引发严重的并发症，如呼吸衰竭甚至多器官衰竭，导致病情危重，需要重症监护室（ICU）收治，进行抢救治疗，而且还有一部分患者会因此而失去生命。而特殊变异的病毒，如这次的新冠病毒不仅传染力强、毒性大，而且对免疫系统也进行攻击，导致危重症病例多，死亡率高。

更可怕的是除了疾病风险，突发疫情往往会转折成社会事件的"黑天鹅",引起社会秩序的混乱和巨大的心理恐慌,这也是这些病毒带来的最大挑战。而此次发生的新冠肺炎疫情,谁也没想到会带来美股的熔断和全球性的经济危机。

世界其实就是一个命运共同体!

为什么这次的新冠病毒感染会导致这么严重的后果呢?关键点有三:首先,这类病毒传染性强,可以高效人传人;其次,该病毒感染没有特效药物,疫苗很难研发;最后,也是最重要的,多数人存在自我免疫防御能力的降低。

为什么病毒治疗没有特效药呢?病毒学家可能会告诉你什么蛋白外壳、遗传物质、DNA、RNA、逆转录、酶系统等很多知识点,有没有头晕啊?

其实你只要知道一点:所有的病毒都没有细胞结构,所以其只能侵入其他物种细胞内,借助其他物种的细胞加工遗传物质、加工蛋白,不停地繁衍出下一代的病毒(寄居的感觉)。病毒入侵机体,它要的不仅是生命营养支持,还要占领土地,繁殖后代。因此,想要消灭病毒,要么精准地阻断病毒的复制(很难,因为病毒在不断变异),要么把病毒赖以生存的细胞连根拔除(代价很大,杀敌一千自伤八百）。

这次新冠肺炎难治，特效药难寻，其原因有：①因为新冠病毒会钻到细胞里，而且很可能是我们的淋巴细胞里，把它的遗传物质插入到细胞内的染色体上，所以能够干扰病毒复制的药，就难免会引起人的细胞功能异常。②新冠病毒繁衍速度较快，不停地发生突变。疫情流行一个月时，已经发生了149个位点突变，因此即使刚研发出药物，病毒可能又变了。③病毒种类太多，共性少，很难找到广谱的抗病毒药物，因此研发抗病毒药物难度较大。

那么很多病毒感染，就像轻型流感是怎么治愈的呢？其实靠的是我们人体的免疫力。无论有没有治疗药物，人体的自身免疫防御机制都非常重要。

新冠肺炎患者早期主要症状是发热、乏力、干咳，其化验实验室检查结果为淋巴细胞计数减少（战斗的士兵数量不足）。干咳，意味着虽然人体启动了咳嗽反射，但想要把病毒或坏死物质排出体外基本做不到，因为狡猾的病毒藏匿在了细胞里。气道内分泌物少、痰少，虽然可以通过咳嗽将一部分病毒随飞沫排出体外，但这并不能有效地去除病原体，却恰恰满足了病毒为了繁衍自己、加快传播的本性。

所以，肺泡细胞不断受到攻击，而人体却很难通过咳痰将它们有效地排出去。咳不出来，再加上对抗病毒的部队——淋巴细胞又减少，这两种关键的防御能力下降了。此时，病毒就会不断地复制并且广泛侵犯机体其他细胞，严重的病例，在两三天之内大部分肺泡细胞都被攻陷，X线或CT检查显示为"白肺"。

新冠肺炎主要通过飞沫传播，病毒颗粒能够突破人体天然屏障，侵入人体呼吸道黏膜进入细胞内。此时，人体被病毒感染的细胞立即发出报警信号，旁边未感染的细胞接收早期预警信号，紧急动员并作出免疫应答反应。数分钟至数小时内，固有免疫体系就进入战备状态，发挥抑制病毒的扩增作用，虽不能及时杀死病毒，但这是人体免疫系统最早发挥抑制新冠病毒数量增长的有效措施。

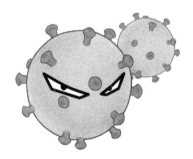

新型冠状病毒

新冠病毒感染的早期，由于感染的病毒数目不多，破坏的呼吸道细胞数量有限，人体出现的临床症状并不明显。然而，可能是新冠病毒繁殖力太强，或者是该病毒感染早期能够防碍这种预警信号的发出，侵入的新冠病毒无限制扩增，不断侵入和破坏新的细胞、扩增、再感染其他细胞，引起发热、咳嗽和其他的症状，如乏力、腹泻等，并向人群传播。

此时，人体免疫系统中的自然杀伤细胞感受病变环境中不断增强的干扰素警示信号而开始活化，发动对已经被病毒感染细胞的溶解，限制新冠病毒扩增，这是人体免疫系统发挥早期（1～4天）抗病毒感染的另一重要举措。如果人体此时能够控制病毒的扩散，则为轻症患者，很快会自我修复，病毒核酸检测转阴。如果一时控制不了，还须依赖人体免疫系统中特异性的免疫细胞和免疫分子来发挥作用。

在感染3～5天后，人体免疫系统中特异性毒性T细胞（CD8+ T细胞，特战老兵，有战斗力）——一类被新冠病毒蛋白诱导出来的T细胞开始发挥作用。这种特异性的T细胞能够识别被新冠病毒感染的细胞，接触并立即杀死它们，而且能发挥连续杀伤作用，直到鞠躬尽瘁。特异性毒性T细胞杀死被病毒感染的靶细胞，虽能做到定点清除病毒，然而呼吸道和肺泡的上皮组织同时也遭受重创，因此出现肺炎、呼吸功能损害等症状。可想而知，这类患者病毒多，损伤多，症状重。

针对新发的新冠病毒感染，约10天后，人体免疫系统中B淋巴细胞（火箭军部队）接收到T细胞的信号，并被新冠病毒蛋白抗原诱导出来，开始分泌针对新冠病毒的特异性抗体（导弹来了）。虽然抗体来得晚了一些，但这种特异性抗体发挥抗病毒作用的效率极高，拥有它，人体免疫系统就有了"人若犯我，我必犯人"的作战勇气，可彻底将新冠病毒精准清除。

《美国医学会杂志》在线发表了武汉大学中南医院重症医学科主任彭志勇关于新型冠状病毒感染的论文。该篇论文充分说明了免疫力是新型冠状病毒感染的特效药。

彭志勇的这篇论文共纳入138例患者，平均年龄56岁，其中36名为转入ICU的危重症患者，危重症率为26%。36人中最终有6人死亡，意味着这批患者的病死率为4.3%。进入ICU的存活患者，9人出院，10人病情平稳后转出ICU，11人仍在ICU。

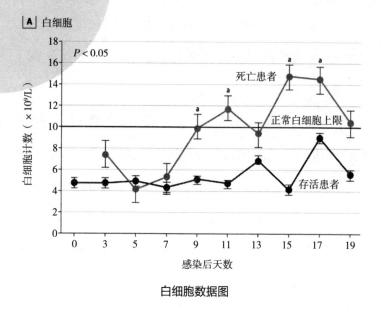

白细胞数据图

上图为白细胞数据对比，图中黑色横线为正常白细胞指标上限。可以看到，存活患者的白细胞指标从发病到第19天未超过正常上限，而死亡患者的白细胞指标第7天左右开始快速上升，第9天超过正常值上限，且此后维持在较高水平。

下图为中性粒细胞计数对比，黑色横线代表正常值上限。可以看到，与上图情况类似，死亡患者的中性粒细胞指标也于7～9天走高并在此期间超过正常值，此后维持较高水平。

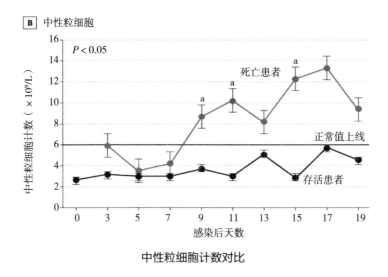

中性粒细胞计数对比

　　以淋巴细胞计数为例，下图中黑色横线为正常淋巴细胞计数的下限。可以看到，不论是死亡患者还是存活患者，淋巴细胞计数都是偏低的，只不过死亡患者的淋巴细胞计数比存活患者下降得更多，不仅起点更低，且更长时间地维持在非常低的水平。从病程时间上看，死亡患者的淋巴细胞计数在第5天就跌到了极低水平，下降非常明显，而存活患者的淋巴细胞下降较为缓和，于第9天到达第一个低点。

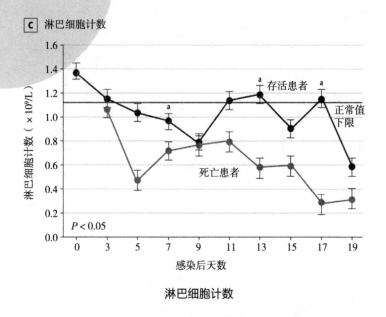

淋巴细胞计数

这些数据说明，新冠病毒感染不直接导致患者死亡，而是患者的免疫力下降，甚至是免疫代偿能力不足、免疫代偿储备能力不够，才会导致病毒强烈攻击机体细胞，最后激活粒细胞或吞噬细胞的功能，导致细胞因子风暴和多器官功能衰竭，最终导致患者死亡。目前所有资料和数据都显示，对抗新冠病毒没有特效药，只有靠自己的免疫力。

随着对新冠病毒研究的深入，我们发现病毒不仅通过飞沫传播，还能够从体液、粪便、尿液、脑脊液、血液中检测出来。尸体病理解剖发现，除了肺部，脾脏、淋巴结、骨髓、心脏、肝脏、胆囊、胃肠道、肾脏等都出现了损伤。因此我们认为这个病毒感染的不仅是肺部，所以被称为新冠病毒肺炎并不合适，应该称为新冠病毒感染。

钟南山院士也提到，仅有极少数病例早期会发现发烧，不到50%的病例出现肺部改变，而多达89%的病例出现淋巴细胞的降低，尤其是危重症病例和死亡病例，淋巴细胞趋近于衰竭水平，因此这是一个攻击免疫系统的病毒，我们研究和治疗的方向应该从免疫系统入手，而不是仅仅针对肺部。

打个比方，新冠病毒是一个前所未有的狡猾的敌人，主要从我们的肺部潜入身体王国内部，然后悄悄地散布到我们的各个重要器官，并主要攻击削弱着我们的军事力量——淋巴细胞。当淋巴细胞衰竭，军事力量崩溃时，我们的肺部自然也受到了严重伤害。因此，如果仅针对肺部进行治疗，其实有点上了狡猾的敌人的当，忽略了敌人的真实意图。

不仅是新冠病毒，SARS病毒、季节性流感病毒、HIV病毒等都是可以显著降低淋巴细胞亚群的敌人。病毒与我们人类是相爱相杀的，在人类的基因里，据说有8%左右是古老病毒的痕迹。这也进一步说明，未来人类面对未知的病毒挑战，免疫力才是我们的根本防线。

第三章

亚健康横行的年代
——都是免疫力低下惹的祸

追求长生不老，是人类千年不变的共同目标。据说秦始皇为了追求仙丹和东方成仙之路，派出徐福东渡，因此在扶桑开枝散叶，有了很多关于徐福的传说。而历代帝王将相几乎没有不炼丹求仙的，结果是，中国的冶金技术有了长足的发展，而帝王将相活得长久的却不多，都化为孤坟一堆了。

不过在追求长生不老这条路上，现代人仍然前赴后继，不怕付出代价，没有任何事情可以阻挡。这也是为什么老年人保健品好卖的原因吧。

如果人真能长生不老，这个世界该多拥挤啊。想想看，几千年前的老祖宗还和你面面相对的感觉，是不是很难接受啊？如果人真的长生不老，那只能把移民火星作为解决出路了。放下痴心妄想，追求一个现实的东西，才是有意义的事情。

什么是现实的呢？那就是，在可能的技术和资源范围内，把上天给我们的寿命好好地、健康地活出精彩来，这才是不负此生，不愧今世。

《黄帝内经》上说，"上古之人，皆度春秋百岁乃去"。提示我们古代人能够活到百岁以上。而近代的科学家利用对染色体端粒长度、细胞分裂次数的研究等技术，推算出我们人类从基因层面上能够活到110～150岁。这是上天给我们的礼物和命数，我们要认这个命！

再来看看我们现代人的平均寿命，最长的日本也就80多岁，为什么是这样的结果呢？很简单，在出生后的成长过程中，我们做了太多违背健康和自然规律的事情，我们不自觉、不断地在以自己的健康为代价，换来我们的一世贪欢。这个世界上，年龄上的"大人"很多，但心理上成熟的人却很少，而健康理念成熟的人更是凤毛麟角，可以说世间多数人是健康认知的"巨婴"。

有数据统计：世界范围内，亚健康人群占人群总数的70%～75%，健康人群占人群总数的10%～15%，而疾病人群占人群总数的15%～20%。所以每天西装革履，穿梭于高楼大厦之间，常规体检报告正常的人群，多数却处于亚健康状态，而他们自己却不知道。

什么是健康呢？这是一个要命的题，多数人会答错的。1978年，世界卫生组织（WHO），有一群"砖"家提出了健康概念11条：

1. 处世乐观，态度积极，乐于承担责任，不逃避、不挑剔；

2. 良好的休息习惯，充足睡眠，味觉、嗅觉和听觉灵敏；

3. 应变能力强，能适应各种环境变化；

4. 对一般感冒和传染病有一定的抵抗力；

5. 体重适当，体态均匀，身体各部位比例协调；

6. 眼睛明亮，反应敏锐，眼睑不发炎；

7. 牙齿洁白，无缺损，无疼痛感，牙龈正常，无蛀牙；

8. 头发光洁，无头屑；

9. 肌肤有光泽，有弹性，走路轻松，有活力；

10. 足趾活动性好，足弓弹性好，肌肉平衡能力好，脚趾没有疼痛，没有踇外翻；

11.社会关系相处融洽。

不过我用百度搜索发现，1948年WHO的专家提出的健康概念如下：

Health is a state of complete physical，mental and social well-being and not merely the absence of disease or infirmity.

简单理解就是，躯体、精神和社会关系三者全部良好，才是真正的健康。

看到这两群专家的答案，我觉得1948年的老专家的答案似乎更切合实际，1978年的"砖"家有点儿管别人太宽（跑外翻都管！），管自己太松了（这11条根本不是定义啊，学生也会说啊）。

人们多数会认为生理上的正常状态就是健康，简单说就是没病嘛，因为疾病是健康的对立面。但是人体由健康到产生疾病，经常会出现一个过渡状态（量变的积累才有质变）。此时，人体处于既不属于健康又难发现疾病的临界状态，有人称之为亚健康状态，也有人称之为第三状态或临床前期状态。

处在亚健康状态的人，有各种明确的不适感觉，但就是查不出原因来，因此医生无法提供诊断和治疗方案。如果此时得不到及时纠正，症状继续发展下去，包括免疫力进一步下降，微循环发生障碍，内分泌出现失调等，就会导致各种疾病的发生。

那么如何判断自己是否处于亚健康状态而加以纠正和逆转呢？以下是一些常见的亚健康状态的自我感觉：突发性精力不足、疲劳困乏、精神不振、注意力难以集中、心神恍惚、胸闷、心悸、失眠、各处疼痛等；由于内分泌失调而出现烦躁、自汗、潮热、惊恐不安、头晕目眩、月经不调、性功能减退等（参见后面的免疫亚健康自主筛查评估量表）。

此外，从疾病恢复期到完全健康状态，也会存在各种程度不同的不适感觉等，也应列为亚健康状态，如果调养不当，会出现向疾病逆转的不良后果，导致疾病复发或慢性迁延。

铭道免疫亚健康自主筛查评估量表

每题 5 分。
从来没有：5 分；偶尔发生：4 分；经常发生：3 分；总是如此：2 分；
非常明显：1 分

序号	评估内容	评分
1	身体抵抗力明显下降，易患季节性流感，容易受寒感冒	
2	身体有某种不适或疼痛，但体检查不出问题，影响正常生活和工作	
3	无明显原因感到精力不足、感觉明显疲惫，体力不支、体力恢复慢	
4	食欲下降，进食少，原来很喜欢吃的口味也感觉味同嚼蜡	
5	有持续性便秘，或消化道功能紊乱，对症处理无明显缓解	
6	有明显的内分泌紊乱表现，持续不缓解，但查不到明确的原因	
7	酒量有明显的下降，酒后易出现面红、易醉等以前没有的表现	
8	肤色和面色晦暗、粗糙，易出现色斑，容易对药物、化妆品、日光、紫外线等过敏	
9	头发花白、干枯、斑秃、早秃，每次洗发都有过度头发脱落	
10	经常性失眠，睡眠质量差，睡眠时间短，常处于做梦的状态，醒后感觉疲乏	

续表

序号	评估内容	评分
11	经常性熬夜，并且熬夜过后无法通过足够的休息来进行身体调整	
12	睡眠中有盗汗现象，并有畏寒、冻醒现象，没有自然醒，不爱起床	
13	有较明显的手、脚发凉感觉，女性有全身经常容易发冷、宫寒表现的感觉	
14	视力有下降，减少用眼也无法缓解，较早出现花眼，眼睛干涩无神	
15	不明原因的明显的体重下降趋势，或者明显的肥胖趋势	
16	注意力差，想做事时不明原因地走神，注意力难以集中	
17	有心悸、胸闷、厌烦的感觉，说话有气无力，无心脏基础疾病	
18	易激怒，难以控制自己的情绪，看很多事情都不顺眼，烦躁，动辄发火	
19	无明确原因长期焦虑状态，情绪无法得到分散，老是敏感、紧张、压抑，不爱笑、情绪低落、心情沉重	
20	工作学习、娱乐生活都提不起精神和兴趣，生活得过且过，工作效率严重下降，影响日常工作质量，对污染噪声、车流拥堵非常敏感，比常人更渴望清静	
合计		

评分结果参考意见：

81～100分，你的身体杠杠滴，不过不要掉以轻心，请继续保持良好的生活习惯，疾病离你远远哒！

61～80分，你的身体可能有轻度健康问题，千万别大意，良好的生活习惯才可以让你重返健康！给你一个提示，你需要关注一下你的免疫状态了！

41～60分，这说明黄色预警信号灯亮了。你已经处于亚健康状态啦！建议你赶紧改善生活习惯，进行免疫状态的检测和评估，进行健康管理，才能恢复健康。

21～40分，健康红灯亮起了，赶紧疼爱自己吧！你正处于比较严重的亚健康状态，需要马上进行健康体检，并进行免疫状态检测和评估，只有科学地进行健康管理，才能恢复健康。

0～20分，健康的警报已经拉响！你的身体可能出现了问题，强烈建议，立即进行健康体检，并进行免疫状态检测和评估，有针对性地进行健康管理，应该去看看医生啦！

2019年，WHO将工作倦怠（Burnout）定义为疾病状态，并纳入第11版国际疾病分类列表（ICD-11），将于2022年1月生效。

工作倦怠就是在工作中，由于长期工作压力没有得到有效管理而产生的一种综合征。其主要症状是感觉能量消耗或疲惫，心理上对工作保持距离或对工作感到消极和愤怒，工作效率降低。而上述症状产生的根本原因是工作和生活压力导致神经内分泌系统的应激状态，进一步导致人免疫功能异常而引起的一系列症状。

为什么说亚健康都是免疫力低下惹的祸呢？这要从疾病的发生原因和发生条件说起。任何疾病的发生都是内因和外因共同作用的结果，得病也不例外。因此所有疾病和健康问题，都会有外在的诱因。

比如说亚健康，常见有四大恶因：长期酗酒、玩命抽烟、拼命熬夜和焦虑抑郁。日常生活中，抽烟、喝酒、熬夜、焦虑的人很多，这都会使免疫力降低。

而真正起决定作用的是内因，烟酒引起的危害就不用说了，就说说熬夜吧。最新研究发现：长期熬夜的人，下丘脑神经内分泌水平受到影响，这个应激改变会刺激CD4$^+$T细胞的过度激活，最后导致该细胞衰竭而死亡。因此，长期熬夜的人会出现内分泌系统的异常改变和免疫力下降，容易导致出现亚健康症状、过度肥胖，甚至肿瘤的发生。

人体有一条神经内分泌和免疫轴，精神压力因素也会显著影响免疫力，导致亚健康状态。单位里的常"两头受气"的人（老好人，上面有领导压力，下面有团队需求）；受到重大伤害或发生重大负性事件（如升职失败、官司缠身、投资失利、考试没考好）的人；情绪不稳定，情商低、脾气大的人，这些人都会因为这些不良的情绪心理因素出现显著的免疫降低状态，最终导致疾病的发生。

我们在临床上常说有一种人是癌症性格，其实就是内心情绪和压力管理不好的人，这样的人免疫力低下，容易肿瘤缠身。有些患者当知道得了肿瘤后，经常问的一个问题是：我的肿瘤是不是"气"出来的？其实他们内心想把这个疾病的发生归因于导致他"生气"的人或事，而忽略自己内心的精神压力和情绪状态。

外因是疾病发生的诱发条件，而内因才是决定因素，内因与外因之间还必须有媒介物使它们发生联系。而这个联系，我们今天认为，是免疫力传达了外界的病因压力，导致内在的改变，最后形成疾病状态。

因此亚健康也好，工作倦怠也好，都是免疫力失衡惹的祸！

第四章

肿瘤的发生
——免疫系统的全面溃败

免疫力低下，居然是癌症发生的前兆！

我信了，你信吗？

有时，眼见的不为实，耳听的也不是真的。

我们西装革履地出没于人世间，其实我们真的很"脏"哦。即使我们天天洗澡，在睫毛、鼻孔、口腔、腋窝、肚脐、腹股沟、皮肤等部位"安家落户"的细菌至少也会有100亿个，更别说还有无数真菌、病毒以及寄生虫了。

我们周围的环境也不是干净的，在空气不流通的房间内，每1立方米的细菌就多达15 000个。

这么多的微生物在人身上和周围环境中，人们还能健康地生活，这得益于人体免疫系统的免疫防御功能，它能抵抗病原微生物的入侵，避免感染性疾病的发生。

　　我们不断地生长发育，愉快地吃着垃圾食品，勇敢地面对雾霾和一切现代化生产与生活所产生的废物的威胁，我们的细胞真心活得不容易。对外的防御战斗，需要免疫力真的很靠谱。

　　而对内免疫力也是核心防卫机制。机体每天都会产生大量衰老细胞、受损伤的细胞及体内产生的毒废物质。这些东西都是人体的垃圾，如果不经常做做人体大扫除，搞搞人体的大保养，不管你是低配的长城，还是顶配的劳斯莱斯，总有一天会提前趴窝的。

　　汽车需要保养，这是大家都知道的事情，而且很愿意去4S店花钱做。那么你的身体健康呢？你的身体保养还是得靠免疫细胞。免疫细胞能够及时地把这些衰老或受损伤的细胞识别出来，并清除掉，从而维持人体生理稳定，让我们能够健康地生活。

　　免疫清除功能最重要的作用是清除体内的突变细胞，消灭癌症于无形。澳大利亚免疫学家、诺贝尔奖获得者伯纳特（Burnet）在1967年提出免疫监视学说：身体免疫系统通过细胞免疫机制识别并杀灭突变的自身细胞，使突变细胞在未形成肿瘤之前就被清除掉。若免疫监视功能低下则可发生肿瘤！

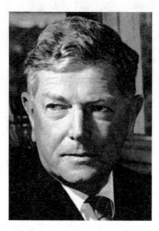

澳大利亚免疫学家、诺贝尔奖获得者弗兰克·麦克法兰·伯纳特

正常细胞的遗传信息在每次复制过程中会发生误差，因此经常会出现一些突变细胞（人体设置也没那么精密啊），因而每个人都有原癌基因。据估计，健康人体内每天可产生300～400个突变细胞，随着年龄的增长，突变细胞会增加到每天3000个以上，这就是有利于癌细胞形成的良好土壤啊。

人体每天有许多正常细胞发生突变，但只有少数细胞可发展成为癌细胞，为什么呢？因为免疫系统发挥了免疫监视及清除作用，及时识别了这些突变细胞，并把它们及时清除掉。

2018年，《美国国家科学院院刊》（PANS）发表了一篇文章，清晰地说明：免疫力衰退是肿瘤发生的根本原因。随着年龄的增长，免疫细胞及功能在逐渐降低，也就意味着人体免疫监视和免疫清除能力在显著下降。而肿瘤的发生，随着年龄的增长出现逐渐增高的趋势，是一个明确的正相关。

这篇文章作者的解释很明确，人体出现突变细胞的几率在增加，免疫清除能力在下降，当达到一个临界点时，免疫细胞清除不了突变细胞，肿瘤就发生了（此消彼长的关系）。

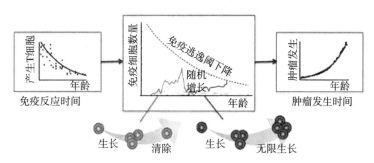

免疫力衰退是肿瘤发生的根本原因

免疫力低下容易发生癌症，这是绝对的事实。科学家把癌细胞移植到实验小鼠体内，如果小鼠免疫功能正常，则不易发生癌症；如果切除小鼠胸腺，或者注射免疫抑制药物降低小鼠免疫力，则癌细胞容易接种成功。裸鼠（没有胸腺，导致T淋巴细胞免疫缺陷的小鼠）用于肿瘤种植实验研究，就是这个理论。

无数的实验室结果证实：先有免疫力低下而后有癌症的发生。临床观察也是同样的结果。器官移植患者，因为需要长期服用免疫抑制药物和激素，肿瘤发病率为6000～18 000/10万人，这是非常可怕的数据。而我们正常健康人肿瘤发病率，最新报道仅为340/10万人左右。一个所谓的健康人，如果免疫力下降，那么肿瘤的发病风险将会升高几十倍。

下面我们介绍一下人体内的免疫细胞杀灭癌细胞（人体黑社会分子）的全过程。

自然杀伤细胞（NK细胞）是免疫系统的"警察"细胞，是抗击癌细胞的第一道防线。NK细胞与癌细胞接触并结合后，释放出"穿孔素"（听起来就很强大的电击枪样武器），在癌细胞膜上形成孔洞，接着将有毒的"颗粒酶"（简称"无形化骨散1号"）注入癌细胞内，使癌细胞消亡。活化的巨噬细胞（负责吞噬的特警）与癌细胞融合，通过释放溶酶体酶（无形化骨散2号）杀伤癌细胞，还可以通过分泌蛋白水解酶（无形化骨散3号）等细胞毒性物质杀伤癌细胞。

NK 细胞

而T细胞（陆军）和B细胞（火箭军）也是战胜癌症的主力部队。人体免疫力低下时，这些免疫细胞的战斗力会降低，癌细胞则容易生长和扩散。病理活检数据表明：癌症肿块周围如果有明显的巨噬细胞存在（出门全是警察和特警），癌症扩散转移的发生率就较低，患者生存期则长；反之，癌症扩散转移发生率高，患者生存期短。因此，免疫力低下的人（军队和警察兵力不足）癌症（黑社会）易发生转移。

癌细胞（人体黑社会分子）并不是消极地等待被免疫细胞的攻击，而是使用一些手段削弱免疫细胞的战斗力，如：

①诱导抑制性细胞的产生（收买）；②诱导抑制性细胞因子的分泌（行贿）；③自身分泌一些具有免疫抑制作用的产物（伪装）。

此外，军事医学研究院孙强教授最新的研究成果表明，癌细胞会在肿瘤组织内部吞噬免疫细胞（cell-in-cell 现象），导致免疫细胞在肿瘤组织局部直接被杀死消灭（黑社会本色啊）。一个肿瘤细胞最多可以杀死20多个淋巴细胞，战斗力非常强悍。所以早期肿瘤局部免疫力低下（负责地方安全的守卫力量不足），晚期肿瘤会导致全身免疫力低下。

北京大学张泽民教授的研究发现，肿瘤组织内部的淋巴细胞多数是衰竭前期或衰竭的淋巴细胞，基本没有战斗能力，外周血的淋巴细胞才具有杀伤肿瘤的活性。如果在手术中取出转移性癌瘤标本，分离其中的淋巴细胞体外单独进行培养，发现这些淋巴细胞恢复了战斗力，能杀死癌细胞。但当它们在身体内与转移性癌细胞靠近时，它们的杀伤力又被抑制了。

因此，癌细胞形成转移性病灶时，能抑制或抵抗附近淋巴细胞的杀伤力。所有的证据都表明：癌症这个狡猾的敌人，比我们想象得复杂和强大，想要战胜它，只有依靠自身免疫力。

免疫力与癌症的关系可以总结为：免疫力低下➡慢性炎症➡细胞突变➡癌症发生发展➡免疫力进一步下降➡癌细胞形成肿块➡免疫力愈来愈差➡癌症进展转移➡免疫全面崩溃➡身体彻底垮（over）了。

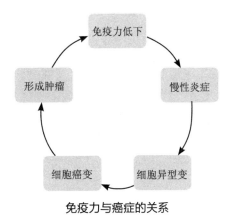

免疫力与癌症的关系

这是一个恶性循环，打破它需要从源头出发，必须下狠手啊！

那么机体抗肿瘤免疫的机制是什么样的呢？

肿瘤发生后，机体可通过免疫效应机制发挥抗肿瘤作用。机体抗肿瘤免疫的机制包括细胞免疫（地面作战）和体液免疫（空中轰炸）两个方面，这两种机制不是孤立存在和单独发挥作用的，而且相互协作共同杀伤肿瘤细胞。

一般认为，细胞免疫是抗肿瘤免疫的主要方式，而体液免疫通常仅在某些情况下起协同作用。对于大多数免疫原性强的肿瘤，特异性免疫应答（免疫战士指哪儿打哪儿，定点清除）是主要的，而对于免疫原性弱的肿瘤，非特异性免疫应答（大范围筛查清除）可能具有更重要的意义。

我们监测肿瘤患者的免疫数据发现，NK细胞、CD8⁺T细胞和B细胞是常见的出现降低的免疫细胞。最近有研究发现，B细胞在肿瘤治疗过程中发挥了重要作用。B细胞主要产生抗体（靶向导弹，精准强大高效），而细胞毒性抗体IgM（早出动，短效导弹）和某些IgG（晚发生，长效导弹）抗体与肿瘤细胞结合后，可在补体（集束炸弹）参与下溶解肿瘤细胞。

在控制肿瘤细胞生长过程中，T细胞（真正的战斗必须靠陆军老大哥）介导的免疫应答反应（开战啦）起重要作用。抗原致敏的T细胞（接触过敌人，有经验的战士）只能特异地杀伤、溶解带有相应抗原的肿瘤细胞，并受主要组织相容性复合体（MHC）限制（可控可防，不能乱打一气）。这些细胞主要包括MHC Ⅰ类抗原限制的CD8⁺细胞毒性T细胞（CTL，特战老兵，战斗主力）和MHCⅡ类抗原限制的CD4⁺辅助性T细胞（TH，特战老兵，辅助战斗）。

若要诱导、激活T细胞介导的抗肿瘤免疫反应，肿瘤抗原须在细胞内加工成肿瘤肽（俘虏被捕，获取情报成功），然后与MHCⅠ类分子结合表达于肿瘤细胞表面，从而被CD8⁺CTL识别（不是随便就战斗的）。或者肿瘤抗原先从肿瘤细胞上脱落下来，然后由抗原递呈细胞（APC）（侦察兵、特工部队）摄取，加工成多肽分子（俘虏后改造成功），再由细胞表面的MHCⅡ类抗原分子呈递给CD4⁺TH细胞。

激活T细胞需要双重信号刺激（战斗是个慎重的决定），T细胞受体与肿瘤抗原结合后，提供T细胞活化的第一信号（直接发现敌人信息），由抗原递呈细胞（APC，侦察兵）上的某些共刺激信号分子通路B7等与T细胞上相应的受体结合后，可向T细胞提供活化的第二信号（最终决定，决定打个仗不容易，很多情报需要分析）。这时T细胞这个战士才开始战斗了。

在提供T细胞活化的膜分子信号中，对B7分子研究得较清楚。B7可与T细胞上的相应受体即CD28/CTLA-4相结合（口令对上啦），B7起到与抗原共同刺激T细胞的作用。由于肿瘤细胞虽可表达MHCⅠ类抗原分子，但缺乏B7分子（故意的哦），不能有效地激活T细胞介导的抗肿瘤免疫，而大名鼎鼎的程序性细胞死亡蛋白1（PD-1）就是B7家族的一份子，目前已经成了抗癌网红。

$CD8^+CTL$细胞（特战老兵）杀伤肿瘤细胞的机制有两个：①通过其受体识别肿细胞上的特异性抗原，并在Th细胞的辅助下活化后直接杀伤肿瘤细胞（肉搏战，亲自动手）；②活化的CTL细胞可分泌干扰素γ、淋巴毒素（免疫武器）等间接地杀伤肿瘤细胞（枪战，效率高）。$CD4^+T$细胞可产生淋巴因子增强CTL细胞的功能，并可激活巨噬细胞或其他APC细胞，从而参与抗肿瘤作用。

NK细胞（警察部队）是细胞免疫中的非特异性战斗部队，它无须预先致敏即能杀伤肿瘤细胞，其杀伤作用无肿瘤特异性和MHC限制性（小偷小摸和黑社会一起抓）。NK细胞是一类在肿瘤早期起作用的效应细胞，是机体抗肿瘤的第一道防线（打头阵的先锋营）。我们发现，很多肿瘤患者，就是以NK细胞显著降低为主。

巨噬细胞（特战部队，全能选手）在抗肿瘤免疫中不仅是作为呈递抗原的APC（既能搞侦察），而且也是参与杀伤肿瘤的效应细胞（又能战斗）。体内注射巨噬细胞抑制剂，如硅石或抗巨噬细胞血清，能加速机体内肿瘤生长；而使用卡介苗或短小棒状杆菌等使巨噬细胞激活，则肿瘤生长受到抑制，肿瘤转移亦减少。因此，最近有学者研究用免疫细胞刺激药物提高免疫力和抗肿瘤是有一定道理的。

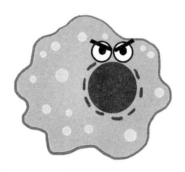

巨噬细胞

巨噬细胞杀伤肿瘤细胞的机制有以下几个方面：①活化的巨噬细胞与肿瘤细胞结合后，通过释放溶细胞酶直接杀伤肿瘤细胞（无形化骨散）；②处理和递呈肿瘤抗原，激活T细胞以产生特异性抗肿瘤免疫应答（专业情报，寻求合作）；③巨噬细胞表面上有Fc受体（特殊配置武器），可通过特异性抗体介导细胞毒性杀伤作用，消灭肿瘤细胞

（调动空中支援）；④活化的巨噬细胞可分泌肿瘤坏死因子（TNF）等细胞毒性因子间接杀伤肿瘤细胞（上核武器啦）。

机体抗肿瘤有一套复杂的机制，而肿瘤逃避免疫监视和清除也是手段尽出。这个斗争谁占上风都是有可能的，关键在于我们早期的免疫力有没有足够强，能不能及时发现敌人。如果肿瘤发现得比较晚，那么也只有从免疫治疗的角度出发，与肿瘤打好攻坚战。

第五章

过敏和自身免疫病
——所谓激活的免疫

在日出而作日落而息的时代，人们是很少出现过敏性疾病的。而在物质极大丰富的时代，家庭经济条件特别优越的孩子，还有高楼大厦里的成功人士，慢慢地出现了一类过敏性疾病，如荨麻疹、湿疹、哮喘、花粉过敏、日光性皮炎、冷空气过敏、食物过敏等，甚至有些人喝桶装水都敏感。

医院里也常见很多免疫性疾病，如干眼症、干燥综合征、类风湿关节炎、自身免疫性肝炎、强直性脊柱炎等。这些疾病的产生，都是免疫失衡的结果。而我们想当然地认为，"激活"的免疫开始敌我不分，六亲不认，攻击自己了。

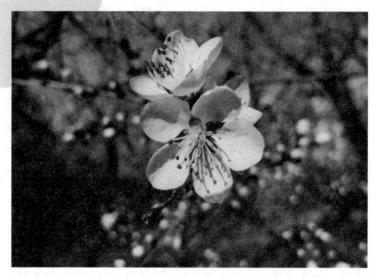

十里桃花艳　今年过敏多

　　什么是过敏呢？学术界的观点就是：若机体已被某抗原致敏，当再次接触相同抗原时，则二次免疫应答被增强，导致机体免疫处于高应答状态而导致组织损伤，此即称为过敏反应。翻译过来就是被敌人惊吓到后，再次看到敌人，胡乱开枪而误伤了自己。

　　1963年，Coombs等根据反应发生的速度、发病机制和临床特征将过敏反应分为Ⅰ、Ⅱ、Ⅲ和Ⅳ型。Ⅰ～Ⅲ型由抗体介导（空袭），可经血清被动转移；而Ⅳ型由T细胞介导（地面战争），可经细胞被动转移，反应发生较慢，又称为迟发型过敏反应。常见的花粉症、支气管哮喘、特应性皮炎和食物过敏等属于Ⅰ型过敏反应。

上述四型过敏反应各具特征，机制不同，总体来说很复杂，不过总结为一点，就是机体的免疫失衡导致了上述的过敏反应。请记住，是免疫失衡，不是免疫激活。

通常高等动物的（包括人类）免疫系统具有高度分辨"自我"与"非我"抗原的能力。在一般情况下，机体对"非我"抗原发生免疫排斥，而对自身抗原呈现自身耐受，就像一个国家的军队，天生就知道打击外来敌人，保护人民安全一样。

免疫系统对自身抗原一般不产生免疫应答，无免疫排斥的现象，保护自我（对内不攻击），这就是自身耐受。而当免疫系统对自身抗原发生免疫应答，产生自身抗体和（或）自身致敏淋巴细胞的现象时，（对内清除）我们就称之为自身免疫。正常情况下，自身耐受和自身免疫达到平衡，我们机体处于正常运转水平，健康得到保障。

自身免疫现象在正常人体内可起维持机体生理自稳的作用。正常人血清中可以测得多种天然自身抗体，这些抗体有助于清除受损伤组织及其分解产物，清扫体内细胞水平的垃圾废物等，这是我们需要的内稳定功能的一部分。

当自身免疫出现质和量的异常，自身抗体和/或自身致敏淋巴细胞攻击自身靶抗原细胞和组织，使其产生病理改变和功能障碍时，才形成自身免疫性疾病。自身免疫是人民内部维稳，保持人民队伍的纯洁性；而自身免疫性疾病是对人民发起了攻击，超出了常规免疫稳定范畴，出现了自己人打自己人的现象。

自身免疫性疾病具有以下特点：①患者血液中可测到高效价自身抗体（空袭）和/或与自身组织成分起反应的致敏淋巴细胞（地面战斗都有了）。②自身抗体和/或自身致敏淋巴细胞作用于靶抗原所在的组织、细胞，造成相应组织器官的病理性损伤和功能障碍（确实伤害）。换句话说，免疫的过度激活导致了免疫攻击，误伤了自己的人民。

自体免疫性疾病是一种免疫系统自我攻击的疾病，也就是免疫系统出现了局部的免疫激活，导致免疫系统不平衡。通过检测分析我们可能会发现，在自身免疫性疾病发作时免疫评分升高，出现免疫激活表现。其发生原因一方面是被检测者免疫调节性因素下降（文职人员效率低下），导致对效应性细胞（士兵常规反应）的抑制不足，引起自身攻击；另一方面是单纯的免疫效应细胞过度激活（士兵不听话了）。这两个方面是需要区别对待的。

针对自体免疫性疾病，其在治疗上多是给予免疫抑制药物或激素治疗，因此长期进行治疗的患者会出现免疫状态显著下降，MISS免疫评分降低。因此，要结合病情来分析免疫评分，指导临床治疗，观察临床疾病转归。

过敏性疾病是常见的免疫问题，表现为身体对外来抗原的过度敏感，因此出现急性或超急性的过敏反应。这个过程可能有常见免疫细胞参与，也可能有肥大细胞等其他少见细胞参与介导。我们在临床上观察到，一些过敏的患者存在免疫状态激活，MISS评分增高。因此这类群体在生活中应避免容易引起过敏反应的食品和药物，避免接触过敏源，避免服用引起免疫力增强的药物和保健品等。

自身免疫病理损伤的机制与各型过敏反应相同，Ⅰ型过敏反应是自身抗体（空袭）与细胞膜或基底膜自身抗原（正常建筑）结合，在膜表面形成免疫复合物。后者通过结合并激活补体连锁反应（集束炸弹），在膜表面出现补体活化反应产物，对膜产生破坏性攻击，造成靶细胞裂解或基底膜损伤。

Ⅱ型过敏反应是自身抗体与自身抗原在血循环中相遇，形成免疫复合物（空袭碰撞），在一定条件下沉积于相应部位的组织间隙（坠毁伤害地方）。局部免疫复合物结合并激活补体（集束炸弹），补体活化反应产物导致局部发生炎症反应。

Ⅲ型过敏反应中，自身致敏淋巴细胞（地面进攻）攻击局部靶组织，造成局部炎症。

Ⅳ型过敏反应则由自身抗体（空袭）结合并刺激靶细胞（结合地面进攻），使其功能亢进。

有点烧脑吧？不过看起来还是一句话可以理解，不论什么原因，反正部分免疫细胞激活了（战斗士兵头脑发热，分不清敌我了），抗体、补体等超常规武器开火，开始攻击自己的人民。

综上所述，自身免疫性疾病比过敏性疾病更有免疫激活的表现。

而我们在免疫监测过程中却发现了奇怪的现象。所谓的过敏反应和自身免疫性疾病的患者，有一部分病例出现了MISS免疫评分降低，重要免疫细胞亚群数量和功能下降的表现，因此而出现代偿性的部分细胞亚群激活。这部分激活的亚群多数是CD4$^+$T细胞为主，下降的多是CD8$^+$T细胞和NK细胞等。少部分病例，在进行提高免疫力的治疗后，如自体免疫细胞回输调节，反而上述过敏或自身攻击的症状显著缓解。

对于"免疫激活"的患者再给予提高免疫力的治疗靠谱吗？几个病例给了我信心和勇气。一名48岁女性，因弟弟去世而出现重大精神问题，情绪低落，不开心，逐渐出现了皮肤湿疹，睡眠不好，精力下降。她自己感觉是免疫力下降，是亚健康状态。针对湿疹的治疗，她找了许多治疗专家，一路下来，愈治愈重，用上了激素，也是按下葫芦起了瓢，皮肤上反复多次出现湿疹，最后夏天不敢穿裙子，情绪接近抑郁的边缘。

机缘巧合，她检测了免疫状态，MISS免疫评分为-5分，淋巴细胞亚群出现了严重下降和失衡，CD4$^+$T细胞水平代偿激活。在走投无路的情况下，我们一起分析了病情病因，一致认为是重大负性事件导致免疫状态下降，免疫天平失衡，导致代偿性免疫激活。

因此，治疗的根本原则是提高免疫力，以达到高水平的免疫平衡。后来用自体免疫细胞治疗试验进行了尝试，治疗一个月后湿疹全部消失，三个月后皮肤完美如初，重新穿上裙子，开始健康、美丽的幸福生活。

我眼里一位为国为民的好将军，1998年抗洪时天天躺卧在泥水里，不幸得了强直性脊柱炎，严重时起床和卧床脊柱都不能够弯曲，非常痛苦。而到快退休时，又发现患有结肠肿瘤，行手术治疗后又接受常规化疗，继续承受疾病的煎熬。

这两个病，一个是想当然的"免疫激活"，一个是"免疫低下"，治疗方案肯定矛盾，治疗思路走到了死胡同。

我们检测他的免疫状态后，发现MISS评分是-6分，$CD8^+T$细胞显著降低，$CD4^+T$细胞代偿性激活。考虑到肿瘤对生命的危害更大，该患者选择进行自体免疫细胞治疗临床试验，提高免疫力，战胜肿瘤。免疫治疗结束后，肿瘤得到控制和缓解，而患者的脊柱却神奇地出现了弯曲度增加的情况，这是治疗的意外之惊喜。

而对于此，却在我们的意料之中。其实抗洪时的遭遇，是强直性脊柱炎的诱因，从中医角度看，湿邪寒邪入体会导致局部阳气不足，免疫力下降（$CD8^+T$细胞），部分细胞激活（$CD4^+T$细胞啦），因此局部产生针对脊柱的免疫攻击。

治疗方案应该是提高免疫力，就是提高阳气，肯定会对局部症状有改善的。

因此我们提出一个大胆的假设，所谓的过敏性疾病或自身免疫性疾病，有一部分病例是因为各种原因导致的免疫状态下降和部分细胞亚群代偿性激活而出现的免疫失衡反应，这部分人群的治疗应该是提高免疫力，使免疫系统处于一个高水平的平衡，而不是应用激素和免疫抑制药物的免疫抑制治疗。

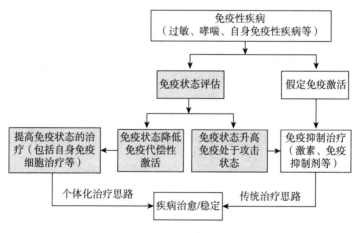

免疫性疾病的个体化治疗思路

在这部分人群中，免疫检测变得非常重要，可以指导治疗的方向，即向左转还是向右转，当然治疗结局会大不相同。

第六章

疫苗的启示
——有记忆的免疫

疫苗是将病原微生物（如细菌、立克次体、病毒等，所有假想敌人）及其代谢产物，经过人工减毒、灭活或利用转基因等方法制成的用于预防传染病的主动免疫制剂。疫苗保留了病原菌刺激动物体免疫系统的特性。当人体接触到这种不具伤害力的病原菌后，免疫系统便会产生一定的保护物质，主要是针对抗原的特异性抗体。当我们再次接触到这种病原菌时，机体的免疫系统便会依循其原有的记忆制造更多的保护物质来阻止病原菌的伤害。

这就像一个国家的军队，经常进行军事演习或小规模可控范围的局部战斗，可以起到锻炼队伍、提高免疫警觉的作用，强化免疫记忆，等到敌人真的来了或再次遇到时都有预案，成竹在胸，肯定大胜。

疫苗的作用原理主要是利用没有战斗力的敌人或假想敌，锻炼免疫队伍，产生免疫战斗力和长期免疫记忆。目前来看，疫苗分为八大类，都有其不同的应用领域：①减毒活疫苗（几乎没有战斗力的俘虏）；②灭活疫苗（彻底失去战斗力的俘虏）；③多糖疫苗（教育改造的俘虏）；④组分疫苗（部分俘虏改造后）；⑤基因工程疫苗（模拟的假想敌）；⑥合成肽疫苗（模拟改造升级的假想敌）；⑦抗独特型抗体疫苗（个体化改造模拟假想敌）；⑧基因疫苗（模拟假想敌的重要特征）。

从时间轴和技术水平上看，从早期的细胞层面逐渐到细胞内分子层面，然后到基因，甚至基因编辑层面，水平愈来愈高，技术手段愈来愈好。但我们的对手也愈来愈狡猾，我们打赢了很多场战斗，不过未来挑战仍然存在。

SASR过去了17年，我们还没有研制出合格的疫苗。每年的季节性流感，疫苗也仅能保护少数人，因为病毒变异得太快。2020年初，新冠病毒肆虐，1个月左右，已经发现有149个位点变异，这给疫苗的研究带来了极大挑战。

那疫苗是如何起作用的呢？咱们就简单来分析一下。当病毒入侵人体时，体内免疫系统会通过抗体来克服感染，然后免疫系统也会记住如何再次抵抗这种类型的敌人（基本的学习训练能力还是有的）。

但是入侵人体的病毒大多是致命的，如何让人们在不被感染的同时顺便抵抗它们呢？这就需要疫苗了。科学家设计出可以模拟细菌或病毒特征，但又去除了其致病性的硬核武器（没有了武器和战斗能力的敌人），将其注射到人体中，让人体免疫系统误以为大敌当前，展开战备动员，并且牢牢记住这种细菌或病毒的面目（军事演习）。而如果真正的敌人来袭时，免疫系统就可以立即激活，并全力投入战斗。

我们的淋巴细胞中，有一种叫做记忆淋巴细胞，它们识别抗原后产生深刻记忆，再遇到敌人时记忆细胞第一时间激活，产生抗体，消灭敌人。

我们常见的敌人，有一个就是恶性肿瘤细胞，这是非常可怕的家伙。有学者提出细胞研发肿瘤疫苗来消灭肿瘤。肿瘤疫苗（治疗性）与传统疫苗（预防性）在概念上不同，它主要不是用于肿瘤的预防，而是通过瘤苗的接种来刺激机体对肿瘤的免疫应答来治疗肿瘤。

由于人肿瘤相关抗原的免疫原性很弱（肿瘤这个黑社会伪装得很好），不足以有效地刺激机体的免疫应答，因此单纯用自身或同种肿瘤细胞作为瘤苗治疗肿瘤的效果不好。用肿瘤细胞卡介苗等佐剂联合应用，能提高免疫应答效果，在一些晚期肿瘤患者取得了一定的治疗效果。这说明用肿瘤疫苗激发机体的抗肿瘤免疫应答是完全可能的。

目前，肿瘤疫苗主要有两类。第一类是通过对肿瘤抗原表位性质（黑社会的特征，如纹身）进行研究，产生的肿瘤分子疫苗。现已研制出具有肿瘤抗原决定簇的肽疫苗和多糖疫苗，有的已在临床试用。第二类，用IL-2、IL-4、IL-6、IFN-γ等基因转染（各种武器方法威胁收买）肿瘤细胞本身，导致其可以分泌细胞因子，产生抗肿瘤免疫应答（利用叛变的敌人来战斗），这是基因转染的肿瘤细胞疫苗。

实验研究发现，接种了这种工程化的肿瘤细胞（改造黑社会，变成线人）后，原先已生长的肿瘤细胞也开始消退，并且以后再接种野生型的肿瘤细胞也不再生长，这说明工程化的肿瘤细胞具有典型的抗肿瘤疫苗效应。而且用放射线将这种工程瘤苗杀死后，仍然可以获得相同的抗肿瘤效果。这为肿瘤疫苗的研制展示了光明的前景。

在过去10多年中，抗各种人肿瘤相关抗原的单克隆抗体（针对黑社会纹身的靶向导弹武器）得到了广泛的研究。

目前，针对各种人肿瘤细胞的单克隆抗体已经被大量制备出来，它们都能较特异地识别肿瘤细胞，而基本上不与正常组织起反应。抗肿瘤单克隆抗体（靶向单一，有点蠢萌，只杀伤纹身的，戴墨镜的就不管啦）在肿瘤的诊断及分型方面是一种有用的工具。但在肿瘤的治疗上，到目前为止，作为临床医生，我们没有看到任何有效的肿瘤疫苗在临床上大规模应用推广，多数研究显示实验室中的数据不错，临床效果一般。究其原因，肿瘤比我们想象的要狡猾得多，现有的对于癌症的生物学行为的了解还不足以支撑我们研制出一个完美的癌症疫苗来。

而且，如果癌症是个黑社会团伙或重大敌人的话，战胜这个敌人，我们需要全面的免疫战争，甚至是联合其他综合治疗手段，而不是简单的一个疫苗能够解决的。

战胜癌症的出路一定是在免疫力，单纯依靠药物治疗不可能彻底战胜癌症。

你懂了吗？

第二部分 揭密人体强大的防御系统
——神奇的免疫作战法则

第一章

免疫系统的司令部
——中枢免疫器官

想要保家卫国，一定要军事实力强大；我们想要健康，一定要免疫力好。

人体是个小宇宙，出生自带的原装配置非常精妙，免疫系统就是这样。免疫系统分为中枢免疫器官（司令部和大本营）和周围免疫器官（各大军区），每个器官都有不同的分工。

骨髓就是各类血细胞（包括免疫细胞）的发源地，也就是人体免疫系统的司令部。更重要的是，它是我们军队的大本营，能够源源不断地产生新生的免疫士兵，维持机体的免疫平衡。

骨髓中有一大佬，就是造血干细胞，具有高度自我更新和多能分化潜力，属于造血组织中的原始造血细胞（免疫细胞老祖宗），各类血细胞和免疫细胞均由其分化而来，故又称为多能造血干细胞（pluripotential hematopoietic stem cell，PHSC）。PHSC分化为髓样干细胞（红系为主的细胞，机体的公检法等机构）和淋巴样干细胞（军队势力的始祖）。髓样干细胞最终分化成熟为粒细胞、单核细胞、红细胞和血小板等。淋巴样干细胞大部分在骨髓内发育成B祖细胞和T祖细胞。T祖细胞经血流进入胸腺分化为成熟T细胞（陆军部队）。另一部分淋巴样干细胞在骨髓发育成NK细胞（警察部队）。树突状细胞（侦察部队）分别来自髓样干细胞和淋巴样干细胞。

　　B祖细胞在骨髓继续分化为前B细胞、未成熟B细胞和成熟B细胞（从新兵到老兵的过程）。成熟B细胞（火箭军部队）随血液循环迁移并定居于周围免疫器官，开启守卫机体的工作职能。B细胞在外周免疫器官受抗原刺激后活化、分化成记忆B细胞，经血液循环和淋巴循环返回骨髓，再次用相同抗原刺激骨髓中的记忆B细胞，可持久地产生大量抗体（靶向导弹），主要是IgG（长程火力），其次是IgA（短程火力），并释放至血液循环，起到保家卫国的威慑作用。

　　淋巴细胞中的主要战斗力细胞，是陆军老大哥T淋巴细胞，它是在胸腺组织内长大的。胸腺是T细胞的新兵训练营，位于胸腔纵隔上部、胸骨后方，是T细胞分化、发育、成熟（从幼稚新兵到成熟新兵的过程）的场所。

　　我们最需要记住的非常重要的一点，就是胸腺的大小和结构随年龄不同而有明显差异。人出生时胸腺重10～15克，出生后两年内迅速增大，至青春期达30～40克。所以，人在年轻时免疫力最好。青春期以后胸腺开始缓慢退化，老年期胸腺明显缩小，胸腺组织大部分被脂肪组织所取代，从而直接导致胸腺功能衰退，因此成熟淋巴细胞能力下降，导致细胞免疫功能下降，故老年人群容易发生感染和罹患癌症等疾病。因此，人在青春期时免疫力最好，之后则免疫力下降的趋势就出现了。

　　从下图可以看出，从20岁青春期开始，随着年龄的增长，$CD4^+$T细胞、$CD8^+$T细胞及$CD19^+$B细胞逐渐降低。

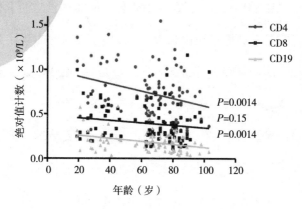

不同年龄 CD4[+]、CD8[+]、CD19 的变化

引自：Garcia Verdecia, et al. Immunosenescence and gender: a study in healthy Cubans. Immunity& Ageing 2013, 10: 16

　　从骨髓迁移来的T祖细胞，潜行至胸腺大本营内，在胸腺爱己防他的军事文化的熏陶下，经过T细胞抗原受体（TCR）形成（特异性识别标志，类似和尚头上的戒疤）、阴性选择（价值观一致，听话的）和阳性选择（价值观不同，对抗的）三个过程（培训非常严格），90%以上的胸腺细胞发生凋亡（淘汰率较高），只有对自身抗原反应阴性（即形成自身免疫耐受，价值观一致的）的胸腺细胞发育为成熟T细胞（合格的新兵）。

　　因此，胸腺也是形成T细胞"自我"和"非我"识别的主要地方。由于在胸腺发育的成熟T细胞从未接受过抗原刺激，故又称之为初始T细胞（有点幼稚，战斗经验为零）。初始T细胞经血液循环，定居于周围免疫器官（上岗工作了）。

　　骨髓功能缺陷时，不仅会严重损害机体的造血功能，而且可导致严重的细胞免疫和体液免疫功能缺陷。如大剂量放射线照射可使机体的造血功能和免疫功能同时受到抑制或丧失，这时只有植入正常骨髓才能重建造血和免疫功能。将免疫功能正常个体的造血干细胞或淋巴样干细胞移植给免疫缺陷个体，可使后者的造血及免疫功能全部或部分得到恢复，用于治疗免疫缺陷病和白血病。

　　骨髓是我们造血和免疫的大本营，我们要爱护它。有了强大的大本营，我们前方就会有源源不断的免疫士兵在战斗，而且永远有后续保障，这样健康才会有保障。

第二章

邂逅人体内的钢铁长城
——周围免疫器官

周围免疫器官（各大军分区）是成熟T细胞、B细胞等免疫细胞定居、接受抗原刺激（遇到敌情挑战）、发生免疫应答（开始战斗动员）的场所，包括脾脏、淋巴结和黏膜相关淋巴组织。另外，除中枢神经系统外，几乎所有器官的结缔组织中均存在一些难以定义的淋巴细胞聚集体，它们也属于外周淋巴组织（编制不清晰，地方军队，也是革命工作需要），其实也就是在免疫战斗的一线地区和高危地区分布了。

淋巴结（兵站）形态似蚕豆形，大小为1～25毫米，是结构最完备的外周免疫器官。人体共有500～600个淋巴结，广泛分布于全身非黏膜部位的淋巴通道上，主要位于易受病原体感染或其他抗原性异物侵入的部位（相当于驻守各咽喉要道的军营）。

B细胞定居在淋巴结靠近被膜下的浅皮质区（火箭军营房）。该区大量B细胞聚集成淋巴滤泡，B细胞受到抗原刺激后活化（接受战斗信息），分化成B淋巴母细胞，开始大量增殖，B淋巴母细胞向内转移至髓质（功能区），分化成浆细胞（火箭军激活了）分泌抗体（发射导弹）。

淋巴结深皮质区（陆军和其他部队营房）位于浅皮质区与髓质之间，是T细胞定居的场所。该区由内皮细胞呈非连续状排列的高内皮微静脉组成，是沟通血液循环和淋巴循环的重要通道，血液中的淋巴细胞由此进入淋巴结实质。髓质内B细胞和T细胞都共同存在，还有巨噬细胞、树突细胞等。淋巴结是成熟T细胞和B细胞定居的场所。其中，T细胞占淋巴结内淋巴细胞总数的75%，B细胞占25%。

淋巴结是对组织来源（对内监测排查为主）的抗原产生应答的主要场所（驻军+办公）。因为肿瘤患者是自体组织突变，形成肿瘤抗原刺激，因此容易导致淋巴结肿大或转移。周围组织中的抗原递呈细胞（侦察兵）携带摄取的抗原（俘虏或敌人情报）进入淋巴结，或淋巴结中的抗原递呈细胞（侦察兵）捕获随淋巴液引流而来的肿瘤抗原（敌人流动侦察），并将抗原加工、处理成抗原肽-MHC分子复合物（审讯和改造），递呈给T细胞（传递情报，下达指令），并使其活化、增殖、分化成效应T细胞（进入战斗状态），活化T细胞辅助B细胞活化、增殖、分化成效应B细胞或浆细胞（战斗状态的火箭军），产生细胞免疫应答（地面部队作战）和体液免疫应答（空军作战）。

淋巴细胞在血液、淋巴液、淋巴器官和组织间周而复始的循环过程称为淋巴细胞再循环（常规巡逻任务）。淋巴结是淋巴液的有效过滤器（关卡检查站作用）。侵入机体的病原体、毒素和其他有害物质（敌人和坏蛋）等，通常随淋巴液进入局部淋巴结（想蒙混过关），被巨噬细胞（特种兵）吞噬和其他机制清除，从而发挥过滤淋巴液的作用。

脾脏在胚胎早期是造血器官，自骨髓造血建立后，其演变成机体最大的周围免疫器官（免疫副中心的作用）。脾脏在结构上不与淋巴管道相连，含大量血窦，是对血源性抗原（交通主干道来源的敌人）产生免疫应答的主要场所。所以，血液中的病毒抗原，如这次的新冠病毒，会随血液进入到脾脏，在脾脏内杀伤大量淋巴细胞，导致脾脏萎缩，功能下降或衰竭。

脾脏的结构比淋巴结复杂，有很重要的血管出入，与血液直接相通。其分为白髓（淋巴细胞驻军和功能区）和红髓（储血区）。

白髓为密集的淋巴组织，有T细胞依赖区和B细胞依赖区，也含有少量的滤泡树突状细胞和巨噬细胞。白髓与红髓交界处的狭窄区域为边缘区，内含T细胞、B细胞和较丰富的巨噬细胞，中央动脉在此处形成膨大的边缘窦（高速公路休息区的感觉）。边缘窦内皮细胞之间存在间隙，是免疫细胞由血液进入脾脏的重要通道。

红髓是白髓和边缘区外侧的区域，由脾索和脾血窦组成。脾索主要含有B细胞、浆细胞、巨噬细胞和树突状细胞。脾索之间为脾血窦，其内充满血液（脾破裂出血可了不得）。

脾脏是最大的周围免疫器官（副中心的作用，驻军+办公+调节+储血），是成熟淋巴细胞定居的场所。其中，B细胞约占脾脏中淋巴细胞总数的60%，T细胞约占40%。脾脏也是淋巴细胞接受抗原刺激，发生免疫应答的重要部位。

脾脏与淋巴结的主要区别在于：脾脏对血源性抗原刺激产生免疫应答（随血液而来的外来抗原比较多，交通主干道的防守保卫），而淋巴结主要对淋巴液中的抗原刺激产生免疫应答（乡村县道等次级道路来源的敌人，分工清晰明确）。脾脏可合成和分泌多种重要生物活性物质，如补体、干扰素、细胞因子（武器丰富）等。体内约90%的循环血液经过脾脏，脾脏内含有吞噬作用较强的巨噬细胞和树突状细胞，可清除血液中的病原体、异物性抗原、免疫复合物和衰老死亡的自身血细胞等，从而使血液得到过滤净化（对维持自身的淘汰机制和净化作用很重要）。

脾脏比较脆弱。有对夫妻开玩笑，妻子踢了丈夫一脚，结果导致脾破裂，被迫切除了。切除脾脏后，免疫保卫能力会减弱，尤其是B细胞介导的体液保卫能力，因此导致身体的抵抗能力下降，血液净化能力下降，个别人会出现凶险感染。

除了上述两个重要的周围淋巴器官，特殊器官部位（战略要塞）还有特殊的免疫防守布局。如在呼吸道、消化道和泌尿生殖道，黏膜构成了一道免疫屏障，里面有黏膜相关淋巴组织（局部强化保卫的军事部署）。这些特殊的部位主要是直接与外界或毒性物质接触，每时每刻面临着巨大的外来抗原挑战。因此，除了该系统原有的淋巴循环途径外，在黏膜处也有大量淋巴结，通过分泌型抗体（特种部队的超短程导弹）起到双重保护作用。

肠道（每天面对外来食物和摄入抗原的挑战，压力也很大）含有大量肠相关淋巴组织，包括派氏集合淋巴结、阑尾、孤立淋巴滤泡、上皮内淋巴细胞及固有层中弥散分布的淋巴细胞（有特殊加强的兵力部署，非常人性化的安排）等，其主要作用是抵御肠道病原体的感染和食物中抗原的刺激。

口咽部是我们对外的核心要道。鼻相关淋巴样组织包括咽扁桃体、腭扁桃体、舌扁桃体及鼻后部其他淋巴组织，它们共同组成韦氏环（布局合理，非常有战斗层次感）。被吸入的异物性抗原陷入淋巴上皮隐窝中，然后被送入淋巴小结，诱发免疫应答。其主要作用是防御经空气传播的病原体感染。

支气管（敌人空军最容易侵犯的地方）相关淋巴组织主要分布于支气管上皮下，其结构与派氏集合淋巴结相似，滤泡中淋巴细胞受抗原刺激增殖，生成生发中心，产生免疫应答。新冠病毒主要的侵入途径就是肺部，而有些死亡病例肺部组织大量水肿、出血、渗出，其实就是这道防线被病毒彻底击败的后果。

从某种角度看，肠道和肺脏也是一个免疫细胞丰富的器官，因此免疫细胞在这些器官中的作用应值得重视。

在人体中还有一个特殊的免疫器官，我们也称其为免疫特惠器官（有降低免疫反应的机制），就是肝脏。肝脏有双重血供，不仅接收来自肝动脉血液获取自身代谢所需的营养成分，而且还可通过门静脉接收来自肠道的物质。经消化道吸收的食物营养成分也属于外源性抗原成分，吸收后的食物对机体必须是无害的，而且不应引起免疫应答（要不然还敢吃饭吗）。这与肝脏特殊复杂的微环境诱导免疫耐受（把非我的抗原同化为一家人，不攻击、不排斥）有关。

肝脏内有很多免疫细胞，这些细胞均具有抗原提呈作用（侦察+俘获+改造作用）。但它们在提呈抗原给肝脏内的T细胞时，通常伴随表达免疫抑制性表面分子或者分泌免疫抑制性细胞因子（非战斗指令，接受认同信号），从而诱导肝脏免疫耐受。一些嗜肝性病原体（如乙型肝炎病毒、丙型肝炎病毒、疟原虫等）能够利用肝脏这种特殊的微环境，逃避机体免疫系统的杀伤作用，故易导致长期慢性感染（敌人还是狡猾的）。在临床上，相同配型条件下，肝脏移植排斥反应发生的概率明显低于肾脏移植排斥反应，也与肝脏免疫耐受的微环境有关。

看看我们免疫系统的出厂配置，精妙无比，又分工明确，各司其职，立体布防，按需合作，形成强大的、无所不在的保卫人体的"免疫万里长城"。

因此，当我们面对各方面的挑战时，不论是外来的还是内源的，我们都稳稳的。

第三章

青铜战士
——天然免疫系统

在我们生活的环境中，各种病原微生物（各方敌人）无处不在。皮肤和黏膜（物理屏障）只能减少入侵的数量，无法完全阻挡它们的侵袭。病原微生物是非常狡猾的，它们会通过各种途径入侵人体，这是它们的本能（帝国主义亡我之心不死）。病原微生物也是为了生存，它们不感染人类或其他动物，就不能存活，也不能繁衍后代，这样就会导致灭亡。病原微生物与人类是共存的，也会长期和人类斗智斗勇。

人体除了皮肤和黏膜的物理屏障（国境线的作用），我们出厂原配的免疫系统有个好听的名字，叫天然免疫系统，又称为固有免疫系统或非特异性免疫系统。当然与之相对应的，就有获得性免疫系统。现在我们再回顾一下免疫系统的构成。

免疫器官（大本营、军区）：骨髓、胸腺、脾脏、淋巴结、扁桃体、小肠集合淋巴结、阑尾等。

免疫细胞（战士）：白细胞（淋巴细胞、单核吞噬细胞、中性粒细胞、嗜碱性粒细胞、嗜酸性粒细胞）、肥大细胞和血小板等。

免疫分子（武器）：补体、免疫球蛋白、细胞因子等。

天然免疫系统作战的细胞主要是吞噬细胞（包括单核吞噬细胞和中性粒细胞，特种兵，有吞噬清除的绝技）。在没有病原微生物入侵时，吞噬细胞的主要功能是在组织中巡游以收集体内的垃圾（安定内部），如死亡的细胞碎片。当病原体穿透皮肤或黏膜到达体内组织后，吞噬细胞首先从毛细血管中逸出，冲上前去开始战斗（特种部队，就是干吞噬清除的活儿），毫不留情地将其吞噬。

当敌情严重时，吞噬细胞会迅速上报司令部，调集野战部队，即白细胞（白细胞是年富力强的吞噬细胞）或淋巴细胞出战。这就是为什么孩子生病以后，医生会给孩子检查血常规的原因。如果是细菌感染（这个敌人可以自己独立存活的），白细胞计数则会升高。其实白细胞数量增多是结果，而不是原因。白细胞是人体里和细菌作战时冲锋陷阵的勇士，奋勇抗敌直至牺牲。战斗过程很激烈，局部会形成红肿热痛的惨烈战场改变，最后死亡的敌人和白细胞化为脓被排出体外，或在体内被吸收清除掉。

多数情况下，病原菌会被吞噬杀灭。未被杀灭的病原菌则经淋巴管到附近的淋巴结，在淋巴结内的吞噬细胞进一步把它们消灭。但毒力强、数量多的病原体则有可能不能被完全阻挡而侵入血液及其他脏器。不过在血液、肝脏、脾脏或骨髓等处，也有吞噬细胞在等着敌人，会对病原菌继续进行吞噬杀灭。

当然我们也不是总会胜利，部分狡猾的病原菌可以利用人体吞噬系统的漏洞，虽然它们已被吞噬细胞吞入，但不能被杀死（太顽强），这就是不完全吞噬。比如结核分枝杆菌、布鲁氏菌、伤寒沙门氏菌、军团菌等，就不能被完全吞噬。不完全吞噬可使这些病菌在吞噬细胞内得到保护，免受人体体液中特异性抗体、非特异性抗菌物质或抗菌药物的作用（投鼠忌器）。有的病菌还能在吞噬细胞内生长繁殖，反而使吞噬细胞死亡（局部敌人取得胜利），有的可随游走的吞噬细胞经淋巴液或血液扩散到人体其他部位，造成人体广泛的病变。

天然免疫系统的免疫战士除了自己主动战斗外，还会使用免疫系统强大的武器，就是免疫球蛋白（导弹）。免疫球蛋白是人体天然免疫的一个很重要的组成部分，可分为三种，即免疫球蛋白G（IgG，长程导弹）、免疫球蛋白A（IgA，超短程导弹）和免疫球蛋白M（IgM，最先反应的常规导弹）。

IgM（反应迅速，作用强大）是抗原刺激诱导体液免疫应答中最先产生的免疫球蛋白，主要分布于血液中。IgM是高效能的抗体，其杀菌、溶菌、促吞噬和凝集作用比IgG高500～1000倍，它在人体的早期防御中起着重要作用。

IgG（来得晚，持续时间长，可以长期保护）在机体合成的时间要晚于IgM，它是抗感染中的主力军，能够促进单核巨噬细胞的吞噬作用，中和细菌毒素的毒性，还能与病毒抗原结合，从而使病毒失去感染人体细胞的能力。

IgA分为血清型和分泌型两种。分泌型免疫球蛋白A（SIgA，局部短程作战导弹）是机体黏膜防御系统的主要成分，覆盖在鼻、咽、气管、肠、膀胱等黏膜的表面。它能抑制微生物在呼吸道上皮附着，减缓病毒繁殖，是黏膜的重要屏障。呼吸道分泌液中SIgA含量的高低直接影响呼吸道黏膜对病原体的抵抗力。

这些天生具有的吞噬功能和抗体功能，拥有即战力，但是数量有限，能力有限，灵活性不足，遇到严重的免疫攻击和新抗原挑战时就得需要援军，需要我们的适应性免疫系统支援。

第四章

白银战士
——适应性免疫系统

特异性免疫又称为获得性免疫或适应性免疫（被后天训练的战力），这种免疫只针对一种病原体。它是人体经后天感染（新抗原挑战）或人工预防接种（主动预防）而使机体获得的抵抗能力。适应性免疫一般是在微生物等抗原物质刺激后才形成的，主要是以形成免疫球蛋白（动员导弹）和激活免疫淋巴细胞（动员战斗部队）为主，并能与该抗原起特异性反应（靶向清除，指哪儿打哪儿）。

T细胞是参与细胞免疫的淋巴细胞，受到抗原刺激后，转化为致敏淋巴细胞（接触到敌人的战士），并表现出特异性免疫应答，免疫应答只能通过致敏淋巴细胞传递，故称为细胞免疫。免疫过程分为感应（侦察）、反应（部署）和效应（攻击）三个阶段。在反应阶段，致敏淋巴细胞再次与抗原接触时便释放出多种淋巴因子（就是各种高级武器，如转移因子、移动抑制因子、激活因子、皮肤反应因子、淋巴毒、干扰素等），与巨噬细胞和杀伤性T细胞协同发挥免疫清除功能。

B细胞是参与体液免疫的致敏B细胞（激活的火箭军）。其在抗原刺激下转化为浆细胞（进入战斗状态的火箭军），合成免疫球蛋白，能与靶抗原结合的免疫球蛋白即为抗体（靶向导弹）。

IgG是血清中含量最多的免疫球蛋白，是唯一能通过胎盘的抗体，具有抗菌、抗病毒、抗毒素等特性（常规远程导弹）。IgM是分子量最大的免疫球蛋白，血清中检出特异性IgM可作为传染病早期诊断的标志，揭示新近感染或持续感染，具有调理、杀菌、凝集作用（初期常规导弹）。分泌型IgA（特殊型号超短程导弹）存在于鼻、支气管分泌物，唾液，胃肠液及初乳中。其作用是将病原体黏附于黏膜表面，阻止其扩散。

IgE是出现最晚的免疫球蛋白，可致敏肥大细胞和嗜碱性粒细胞，使之脱颗粒，释放组胺。寄生虫感染时，血清IgE含量增高（特殊型号远程导弹）。

适应性免疫具有特异性，针对某一特定抗原刺激，选择出对应功能的T细胞或B细胞克隆（一个团队），这些淋巴细胞与相应抗原的结合具有高度的特异性（指哪儿打哪儿），而且能很好地保留针对"非我"抗原的识别和反应能力，最终会产生由经抗原刺激活化、增殖淋巴细胞分化而来的记忆细胞（打过仗的特战老兵）。这种记忆细胞与初始淋巴细胞（新兵蛋子）不同，当再次遇到相同抗原时，可出现潜伏期短、强度大、持续时间长的再次免疫应答（有记忆、有经验、有战斗力）。

在抗原刺激下，机体的特异性免疫应答一般可分为感应、反应和效应3个阶段。

1. **感应阶段（侦察俘获、处理上传情报阶段）** 是抗原处理、呈递和识别的阶段。

2. **反应阶段（信息上报到指挥中心，开始启动战斗部署，形成战略布置阶段）** 是B细胞、T细胞增殖分化，以及记忆细胞形成的阶段。

3. **效应阶段（大兵杀到，开始按计划布置，杀灭敌人，取得胜利）** 是效应T细胞、抗体和淋巴因子发挥免疫效应的阶段。

　　这个过程是有时间次序的，一般需要5～10天完成。这也是为什么新冠肺炎患者的病情在5～10天会出现转折的原因，这个时间点是天然免疫和适应性免疫合作衔接的关键节点。

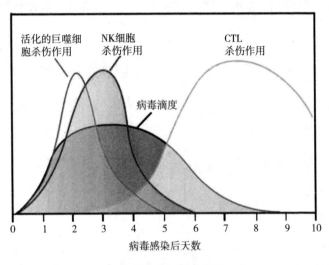

病毒感染后的免疫应答

　　在上图中，活化的巨噬细胞和NK细胞的杀伤作用是天然免疫的反应，而CTL的细胞杀伤作用是T细胞激活后的适应性免疫反应，这个时间点在5天左右，这也是病毒感染走向康复还是病情严重的重要临界点。

　　适应性免疫通过以下几种方式可以产生：①自然自动免

疫（敌人小规模偷袭被消灭了），一个人得了某种传染病，痊愈后便不会得第二次。②人工自动免疫（主动军演），用人工的方法使人感染毒性极微的某种病原微生物，如接种疫苗。③自然被动免疫（捐赠援助），婴儿由母亲身体接受的免疫力。④人工被动免疫（购买武器），给患者注射免疫球蛋白等，患者即刻获得相关的免疫力。

适应性免疫反映了免疫系统的学习能力和应变能力。由此可以看出，免疫细胞不仅是好学生，而且还能学以致用，发挥强大的战斗力。

因此，即使我们碰到从来没有遇到的免疫挑战，我们强大的、爱学习的免疫系统也会通过自己内在学习适应，获得保护机制，让我们拥抱健康。

第五章

黄金战士
——记忆性免疫细胞

在获得性免疫方面，一旦对某抗原发生免疫反应（发生过遭遇战），那么在下次遇到同样的抗原时会立刻展现出更强烈的免疫攻击，称为免疫记忆（这是好士兵的特点，学过就记住一辈子）。

这种现象是对前次抗原刺激产生反应的结果，起因于对那种抗原能起反应的淋巴细胞过度的增殖。这些细胞总称为免疫记忆细胞（有战斗经验的特战老兵）。

无论体液免疫（B细胞）或细胞免疫（T细胞）都可发生免疫记忆现象。免疫记忆的基础是免疫记忆细胞（有战斗经验的特战老兵）的存在和迅速增殖，研究发现对抗原特异的T细胞活性比初次应答可增强10倍。这不仅是由于记忆性细胞数量的增加，也反映了其功能的增强。

免疫记忆是接种疫苗（主动军演）的基础。而这次新冠疫苗的研发，就是希望通过不同方式和手段，把新冠病毒的抗原提呈给淋巴细胞，激活记忆性淋巴细胞，产生及时合理的免疫反应，在下次见到这个新冠病毒时，能够及时清除掉。

反复地暴露于抗原刺激是一种维护高级免疫力的好方法。例如，反复轻微或无症状感染可以作为免疫系统的自然"激活器"，可适当激活免疫战斗力，维持在一个高水平状态。因此有人说，平常经常有点小感冒，将来肯定不会得大病。其背后的道理就是说的免疫记忆。

但这种观点不可取，没事总感冒的你，肯定是免疫力下降了，赶快调理吧。

在肿瘤的治疗中，记忆细胞也会发挥重要作用。这部分将会在肿瘤疫苗部分详细介绍。

第六章

免疫细胞的武器库
——抗体、补体和细胞因子等

⌄⌄

战士打仗除了靠自己努力外，武器也是非常重要的，甚至可以成为决定胜败的关键。我们免疫细胞的武器库非常强大，应有尽有，杀伤力爆表！

首屈一指的武器就是抗体（火箭军部队的导弹系列）。抗体是指B细胞受到抗原刺激后活化、增殖、分化为浆细胞，合成并分泌能与该抗原发生特异性结合的球蛋白。

我们前面说过，抗体分为五种，长短程导弹结合使用，有特异的功能和职能区分。其作用有以下三个方面。

1.中和作用（战斗对子，同归于尽的打法） 抗体与毒素结合，可以中和毒素的毒性；抗病毒抗体与病毒结合，可以中和病毒的感染性。

2.激活补体作用（煽风点火，调动友军） 抗体（IgG

和IgM）与抗原结合后，通过补体的经典途径激活补体系统，由补体系统（集束炸弹）发挥免疫效应。

3.黏附作用（组合作战，组队打仗）　抗体结合细胞表面Fc受体起到调理作用和杀伤作用，IgG与抗原结合后，与红细胞、血小板结合介导黏附，有利于进一步清除抗原。

如果抗体的战斗力是一级水平，那么后续的大杀伤性武器就更可怕了。

补体（集束炸弹）是一种血清蛋白质，存在于人血清及组织液中，活化后具有酶活性，可介导免疫应答和炎症反应。补体成分包括30多种，称为补体系统。其主要成分包括C1～C9，D、B、P因子等，以C3含量最高。补体一般以非活性（静止态）状态存在，激活后才具有生物活性。补体系统的激活是补体各成分在激活物质的作用下，按一定顺序，通过连锁反应完成的，有级链放大的效果，因此杀伤力升级到二级。

免疫细胞最擅长的是分泌细胞因子（核武器水平的战斗力）。细胞因子是一种主要由免疫细胞经刺激而合成分泌的，具有广泛生物学活性的小分子蛋白质。根据结构和功能，将其分为六大类：白细胞介素（IL）、干

扰素（IFN）、肿瘤坏死因子（TNF）、集落刺激因子
（CSF）、生长因子（GF）和趋化性细胞因子。

细胞因子有九个作战特点：①多为小分子糖蛋白（小而美）；②产生的刺激性（反应快）；③产生的多向性（哪儿都产）；④作用的高效性（作用强）；⑤作用的局部性（可控可限）；⑥效应的重叠性（1+1>2的作用）；⑦作用的多向性（啥都管）；⑧作用的联合效应（强强联合）；⑨作用的网络效应（立体覆盖）。

看了这些特点，脑补一下画面，如果细胞因子发起威来，可毁天灭地。新冠病毒引起的细胞因子风暴，就是这些核弹无差别联合攻击的后果，地球毁灭的感觉吧，宿主都搞没了。

细胞因子除了打仗，还有很多功能：①参与免疫细胞的发育、分化及其功能和免疫应答的调节（靠武器训练优秀士兵）。②抗感染作用和抗肿瘤作用（杀敌守卫作用）。③诱导细胞凋亡（诱杀）：在TNF家族中有几种细胞因子可直接杀伤靶细胞或诱导细胞凋亡。④促进创伤的修复（重建后方）：生长因子在组织损伤修复中具有重要作用。

还有一类特殊的因子，我们称其为趋化因子（感觉像参

谋先锋部队，指路明灯，规划主力部队如何前进的）。它是一类由细胞分泌的小细胞因子或信号蛋白，由于具有诱导附近反应细胞定向趋化的能力，因而命名为趋化细胞因子。

趋化因子的作用为：可以介导免疫细胞迁移，参与调解血细胞发育、胚胎期器官发育、血管生成、细胞凋亡；在肿瘤发生、发展、转移、病原微生物感染、移植排斥反应等病理过程中发挥作用。淋巴系统特异性趋化因子可吸引成熟树突细胞由外周进入淋巴结，由此使幼稚T细胞进入淋巴结并成为成熟T细胞，参与炎症反应的一系列重要的生理病理活动。

有了这么多不同层面、不同作用的强大武器库，免疫细胞基本上是无往不胜的。这也是我们人类延续几千年，历经挑战和压力而生存的基本保障。不过不能骄傲啊，在整体层面上的胜利不能够掩盖个体层面的悲哀。时代的一粒沙，就是个人的一座山。细胞因子如果得不到很好控制，或者被严重的病毒等外来抗原挑战，那就会爆发细胞因子风暴，搞不好就会与人体同归于尽了。

新冠肺炎死亡病例就是如此，程序性死亡蛋白1（PD-1）治疗肿瘤患者致死性并发症之一是如此，嵌合抗原受体

T细胞（CAR-T细胞）治疗的致死性并发症也是如此。

免疫细胞是个好战士，细胞因子是个好武器，不过遇到突发敌情，我们如何做才能运筹帷幄，决胜千里？是死磕硬碰？还是要因势利导？这些都是需要好好学习和总结经验教训的。

第七章

联合作战
——针对肿瘤的绿色治疗模式

对人类健康威胁最大的，其实在疾病层面是心脑血管疾病，导致人类死亡的第二个因素才是肿瘤。但要说被吓破胆而导致死亡的病例，肿瘤一定是排第一位的。谈癌变色，好像是共识吧。但癌症真的有那么可怕吗？

有人开玩笑说，癌症患者三分之一是因疾病本身导致死亡，三分之一是因治疗不当死亡，三分之一是被自己吓死的。虽是玩笑，但也反映了癌症治疗的现实状态，面对癌症的治疗，痛苦多过快乐，失望大于期望。

早期恶性肿瘤治疗有三板斧，即手术治疗、化学药物治疗和放射治疗，近几年又增加了射频治疗和靶向治疗等新手段。手术治疗一般是恶性肿瘤治疗的第一选择，代价就是切除太多，伤筋动骨，伤元气。化学药物治疗就是"下毒药"，本来想毒死肿瘤，多数时也会误伤自己，即使胜利也是惨胜。

放射治疗说白了就是烧死肿瘤，是利用看不见的放射性同位素产生的α、β、γ射线，或者利用加速器产生的X射线、电子线、质子束及其他粒子束等进行扫荡工作。射频治疗就是电死肿瘤，还有冻死肿瘤的手段。靶向治疗就是用药物"饿死"肿瘤。

看看我们科学家多么聪明，想出这么多高招。

上述所有手段总结为一个共性，就是进攻、进攻、再进攻！瘤不死，我不休。

请问，我们的防守在哪里呢？

致敬一下乔丹，怀念一下科比！喜爱篮球的朋友们一定都知道NBA总冠军有个铁律，那就是防守赢得总冠军。

借用一下，想要战胜恶性肿瘤，需要先有防守，才能立于不败之地。然后再合理进攻，才有机会胜利。

你同意吗？请点头！

2010年，第一个免疫细胞治疗药物进入美国临床。2011年，诺贝尔医学奖和生理学奖颁给免疫细胞治疗肿瘤的科学家，同年免疫细胞治疗项目进入美国医疗保险体系。2012年

《科学》杂志把免疫细胞治疗评为未来人类最重要的进步。这标志着免疫细胞治疗时代的开始。

2018年，诺贝尔医学奖和生理学奖再次颁给免疫抗体药物治疗肿瘤的科学家，掀起了免疫治疗肿瘤的热潮。在过去的十年中，细胞和免疫的科学家几乎瓜分了诺奖。一堆牛人预测，未来战胜肿瘤的希望，一定是免疫力。

肿瘤免疫治疗是指通过激活体内的免疫细胞和增强机体抗肿瘤免疫应答，从而重新唤醒免疫细胞来清除癌细胞，包括特异性地清除肿瘤病灶（黑社会大本营）、抑制肿瘤生长（限制黑社会活动）、打破肿瘤免疫耐受（打破黑社会伪装）等治疗手段。由于其副作用小、治疗效果明显，正逐渐成为未来肿瘤治疗的发展方向，被称为继手术治疗、放射治疗和化学药物治疗之后的第四大肿瘤治疗技术。

由此我们认为，未来早期肿瘤的治疗和肿瘤的预防领域，免疫治疗一定会成为首选方案！肿瘤的早诊、早治、早防，拥有免疫手段才可以真正实现。

在人体中，很多正常的细胞都会有突变的可能，即变成癌细胞的可能。但大多数人是不会发展成癌症的，是因为每个人健全的免疫系统对肿瘤细胞的监控非常有力，能及时发现病变的癌细胞，并及时将它们清除。

随着年龄的增长，人体的免疫力会逐渐下降，狡猾的肿瘤细胞就会趁机逃过免疫系统的监视，逐步发展壮大。当这些肿瘤细胞长成较大的肿瘤组织时，会分泌免疫抑制因子（通过收买手段，黑社会有了红顶子），造成免疫力的进一步降低，使肿瘤继续肆无忌惮地生长。肿瘤一旦形成，患者的免疫力进一步下降，形成恶性循环。

因此要打破这个恶性循环，还得从免疫力下手。

免疫治疗的方法有三个层面：①细胞因子治疗（核武器），常见的有白细胞介素-2、γ-干扰素、胸腺肽等。但这些细胞因子的清除肿瘤能力一般，效果达不到我们的预期。②免疫抗体药物（靶向导弹），如治疗B细胞淋巴瘤的美罗华，治疗结肠癌的贝伐单抗，还有最近特别火的PD-1和细胞程序性死亡-配体1（PD-L1）抗体药物。它们通过识别肿瘤上相对特异标志或者瞄准肿瘤和免疫细胞间共刺激信号通路，进而激活免疫系统中的杀伤性细胞或补体，把肿瘤直接消灭。这些因子虽然杀敌英勇，自伤也是存在的，而且时灵时不灵。③免疫细胞治疗（战斗部队入场）。没啥说的，这才是真正战胜肿瘤的未来和希望。

免疫细胞治疗的可选择细胞种类很多，有细胞因子诱导的杀伤细胞（CIK细胞，早期培训的不完美的战斗部队）、NK细胞（警察部队）、自然杀伤T细胞（NKT细胞，武警部队）、树突细胞（DC细胞，侦察兵部队）、细胞毒性T淋巴细胞（CTL细胞，陆军特战部队）、CAR-T细胞（半人工改造的超级战士）等。

我们认为，最好的实体肿瘤免疫细胞治疗方案，应该是多靶点抗原致敏树突细胞（抓住俘虏并改造成功的侦察兵部队）联合其诱导的杀伤型T细胞（收到明确指令的特战部队）协同应用方案。这需要新鲜的手术标本来提取出肿瘤新抗原。这样的免疫细胞就相当于拿着敌人的照片去攻击敌人，更具有针对性，杀敌效率更高。

单纯的免疫细胞治疗有治愈肿瘤的案例，说明了免疫细胞战斗力的强大。不过肿瘤就是个黑社会，要想彻底战胜它，需要三军合作，全方位作战。

我们提出以免疫为核心，整合外科手术治疗、放化疗、介入治疗、免疫细胞治疗（靶向和非靶向细胞）、中医中药健康调节和心理帮扶等综合的阶梯式整体治疗方案，从四个层次整体地治疗肿瘤，开创性地提出肿瘤治疗绿色模式，使肿瘤患者达到无痛苦、高质量的长期存活状态。

肿瘤绿色治疗模式是将疾病治疗分为不同阶段，这是肿瘤治疗的理念进步。其分为以下四个阶段。

第一阶段：用外科手术为主的治疗手段，争取消灭肿瘤主体负荷。

第二阶段：以清剿残余肿瘤细胞为目的，以定制性特异性多靶向免疫细胞、基因突变检测指导的靶向药物及免疫监测指导下的化疗药物应用方案，结合介入和腔镜技术手段，精准靶向地进行个体定制化治疗。

第三阶段：以全面提高患者的免疫能力为主，以相对靶向免疫细胞治疗，结合中医中药措施，提高自身免疫能力，防止肿瘤复发，提高生存质量。

第四阶段：以建立肿瘤慢病管理生活方式，提高生存质量为目的，通过康复锻炼+饮食管理+定期随访等方式，针对肿瘤患者的心理和情绪，积极建立管理和治疗手段，结合心理疗法等，为肿瘤患者提供持续的、系统化的医疗康复方案。

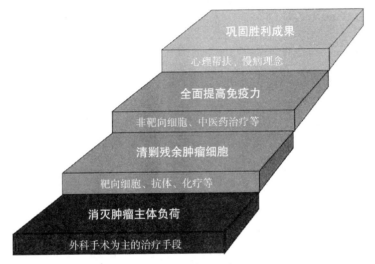

巩固胜利成果

心理帮扶、慢病理念

全面提高免疫力

非靶向细胞、中医药治疗等

清剿残余肿瘤细胞

靶向细胞、抗体、化疗等

消灭肿瘤主体负荷

外科手术为主的治疗手段

肿瘤绿色治疗模式

以免疫为核心的四个层次的肿瘤综合治疗模式，带来的是肿瘤的快乐治疗体验。

此治疗模式应根据病情需要进行，在细胞治疗的途径选择和治疗方式上兼具细胞回输和局部治疗以及病灶靶向的多种结合方式，这样治疗的效果才能够得到了更大的保证。例如，常规静脉输入的免疫细胞会被全身的外周血液稀释，而且缺少肿瘤靶向的免疫细胞，很少主动地迁徙到肿瘤局部去，因此真正到达肿瘤局部的有效细胞少，所以静脉回输细胞治疗的效果也体现不出来。

而介入导管回输、术野局部回输治疗等，会在器官局部达到比外周血高20～400倍的细胞浓度，效果明确。除了常规的静脉回输治疗外，也有腹腔注射回输、腹腔镜或胸腔镜下局部靶向回输、胃镜或肠镜介导下回输、介入导管引导下器官灌注回输、手术中术野局部回输、膀胱镜引导下灌注回输等多种靶向性回输途径可供选择。通过这些丰富的治疗途径和方式的选择，可以进行个体化治疗，以达到提高治疗效果的目的。

有了这些综合的治疗模式，肿瘤的战争就是立体全方位的，而且是可预测、可控制的。有体验的患者把这种治疗模式称为快乐治疗，因为再也没有常规肿瘤治疗的痛苦。这也说明免疫细胞治疗可以联合全身放、化疗使用，能够减轻放、化疗的副作用，改善患者症状，提高患者生活质量，提高患者对放、化疗的耐受性。

基本上，免疫细胞治疗适合所有的实体肿瘤，适合肿瘤治疗的所有阶段，可以联合所有的其他治疗方案。但是在免疫细胞治疗的原则上，尽量做到以下几点。

1.个体化治疗：根据不同的肿瘤特征选择不同的治疗方案。

2.最小负荷管理：在最大程度减轻肿瘤负荷后使用。

3.联合使用：与常规治疗联合使用。

4.可以多次治疗，达到最佳治疗效果。

免疫细胞治疗一般是用患者自己的外周血，分离淋巴细胞进行定向培养扩增。免疫细胞有识别自我和非我的功能，因此不会过度攻击自己，只会在靶向引导下攻击癌症细胞，引起轻微的治疗反应，如发热、寒战、乏力、肌肉酸痛等，这是肿瘤细胞被消灭死亡后的反应，可以自行消退。所以，从理论上讲，自体免疫细胞治疗是没有副作用的治疗方案。

免疫细胞治疗过程比较简单，容易实施。患者不需要空腹，提前预约，在门诊抽血室由护士抽40~50ml外周静脉血，送实验室培养。培养需要约10个工作日，患者就可以到预约的医疗机构进行回输治疗了。回输细胞种类和数量以及方案需要医生提前决定。回输时间约需要1小时，回输完患者即可回家。

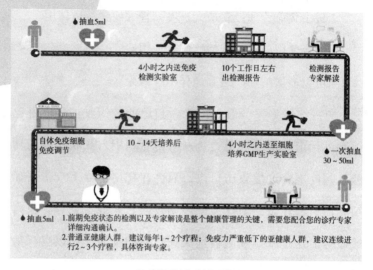

免疫细胞治疗流程图

　　患者在做免疫细胞治疗之前，最好先全面检测自己的免疫状态，然后请专家根据免疫状态来决定用什么样的免疫治疗方案。

　　早期的细胞培养技术需要抽血比较多，动则几百毫升，或者用血细胞分离仪做十几个循环来分离单核细胞，培养的时间也不确定，个别的需要一个月左右。这样的打法有严重的缺点，就是在还没有攻击敌人（进行治疗）之前，先给患者自己一个严重打击，导致免疫细胞数量和功能下降。当然，后续治疗的效果也会受到限制。

　　肿瘤的免疫细胞治疗如果想达到理想的临床效果，应做到以下几方面。

　　1.团队协同战斗模式　整合免疫细胞治疗优势和其他治疗方法优点，形成肿瘤治疗绿色模式，做到1+1>2的效果。我们有多个Ⅳ期恶性肿瘤经过肿瘤绿色治疗模式综合治疗后，达到临床根治的案例。在"癌中之王"胰腺癌的免疫治疗方面，我们的患者生存率处于世界先进水平。

　　2.临床应用标准化　包括标准化和规范化的免疫细胞治疗的临床应用场景与操作流程，多途径个体化的免疫细胞治疗途径，以及免疫细胞治疗联合化疗方案、免疫治疗联合放疗方案，及联合靶向药物等其他治疗标准方案。只有形成标准的临床治疗过程，才能达到最好的临床治疗效果。

　　3.最优化技术组合　好的治疗体系应该拥有超级快速免疫细胞扩增体系：抽血量最少（30～45ml，对供体不影响免疫状态和身体状态），扩增速度最快（10～14天，及时完成治疗周期），回输数量最多（150亿～200亿，达到临床治疗级别，保证治疗效果）。

　　4.全面免疫力评估评分体系　可以定量、定性指导免疫细胞的选择方案和治疗疗程。根据免疫检测结果和免疫细胞功能及数量变化，个体化选择免疫细胞治疗方案，做到有的放矢。有免疫检测技术，细胞治疗就有规律可循，方向可以掌控，可避免过度细胞治疗引起的免疫风暴，以及免疫治疗不足而降低免疫治疗效果。

5.立体全方位质量控制体系　包括全程免疫细胞培养过程中的细胞质量控制体系、内毒素控制体系、无菌培养标准规范流程等。我们正联合美国科学家，开发最先进的免疫细胞培养过程中污染物（细菌、真菌、病毒和支原体）检测体系，做到实时快速（10~20分钟）、精准高效地监测整个细胞培养过程，保证免疫细胞质量安全。

6.免疫细胞联合治疗　好的免疫治疗方案，不仅仅是免疫细胞联合其他治疗手段，免疫细胞本身也需要联合作战，充分利用免疫细胞的网络协作功能。树突细胞（最强大的侦察兵）是已知体内功能最强、唯一能活化静息T细胞的专职抗原递呈细胞，能够识别癌细胞，并将癌细胞的抗原递呈给T淋巴细胞，使数量庞大的淋巴细胞能够识别癌细胞，命令更多的淋巴细胞去攻击带有相应抗原的癌细胞。

我们一般推荐的是树突细胞（DC细胞）+细胞毒性T淋巴细胞（CTL）治疗肿瘤的方案。

通过大量体外活化培养负载肿瘤抗原（俘虏的敌人）的DC细胞，当细胞数量达到一定数量后回输给患者，可以诱导机体产生强烈的肿瘤免疫反应。给患者的DC细胞是已经激活的DC细胞，注射到体内后会立即发挥作用，激活自身DC细胞，大量被激活的DC细胞一起去共同寻找敌人，将发现的敌人信息提取、加工后再呈递给CTL细胞。

CTL细胞（最好的特战部队）被DC细胞呈递的信号激活后，迅猛地加入战斗。它作为特异性的免疫细胞，可分泌各种细胞因子参与免疫作用。CTL细胞杀伤力较强，可反复杀伤靶细胞，而且在杀伤靶细胞的过程中本身不受损伤，与自然杀伤细胞一起构成机体抗病毒、抗肿瘤免疫的重要防线。

很多朋友和我聊起免疫细胞治疗，问的最多的问题是：免疫细胞治疗安全吗？答案十分明确：有效安全！

被人问到最无语的问题就是：干细胞和免疫细胞一样可以治疗肿瘤吗？

简单粗暴的答案就是：免疫细胞是军队和警察，可以提高免疫力，杀伤肿瘤这个黑社会。干细胞是幼儿园的小毛头，有无限可以遐想的成长潜能，不过需要操心受累地管理好，管理不好也有成长为黑社会的可能。临床上很多干细胞试验用的是异体干细胞，好比你的国家里来了一群外国的小毛头，管理和成长的代价会比较大。

我们看到，免疫系统的强大程度超出我们的想象，在不知不觉中时刻保护着我们机体的健康。就像我们伟大的人民军队，你日常看不到他们的身影，却能感受到他们的存在所带来的安全感和幸福感。

当有内忧外患时，我们的免疫实力就需要展示了。如何利用好免疫？如何做到合理有效地达到保卫健康的目标？这需要我们有个聪慧的大脑，做出适当的指令，才可能得到最佳的结果。

第三部分

免疫系统的阴阳平衡
——健康的王道

第一章

从哲学到医学
——阴阳学说在医学中的应用

新冠病毒来袭，引起讨论激荡，中医又成了舆论的一个中心。到底中医有没有用？中医的科学性在哪里？中医是不是伪科学？我们看到针对此问题大家讨论得很激烈。其实我说，这是一个不需要讨论的问题，为什么呢？

中国人民能够创造延续5000多年的历史，健康难道是靠蒙的吗？

中医中药从《黄帝内经》起，医典众多，经方无数，是有自己的理论体系的。

拿西医的大褂量中医的长袍，有点不知所以。

中医药的产生和发展，是缘于人类对于早期生活领域的感悟和经验积累。早期人类经常面对猛兽或者部落战争，难免受伤流血。对受伤部位的按摩和压迫催生了止痛术与止血术；以泥土、树叶和草茎等包扎创口，产生了外用药法；用石针、骨针刺激疼痛部位，用火烤石片温熨疼痛之处，点燃树枝、草根进行局部熏灸，就形成了针灸法。采集植物根茎、果实、花叶等食用，可能无意中解除了某些痛苦，经过反复实践体会，从而发现了中草药。

源于生活，高于生活，成就了中医中药。

其实不同国家不同民族的人都会有类似的实践经历，因此国内有蒙药、藏药、苗药等，国外也有些传承的医学经验。中国医药学起源于人类长期为生存和生活与疾病作斗争的实践史，西方医学也是在实践中摸索出来的。不过不同的医学流派在发展过程中，因不同的哲学思想和技术手段导致了不同的走向，一个是在科学领域有了细致的研究发展，做到基因层面；一个是在哲学思想指导下，通过传承和实践逐渐成熟，在整体治疗和预防养生层面上有比较大的优势。

实践是检验真理的唯一标准，而我们的中医中药已经历了5000年的历史考验，这个考验足以说明一切。

在这个历史经验总结过程中，《黄帝内经》横空出世。我们用现代眼光看过来，也难以理解该书的传承是如此的宏大美妙。

《黄帝内经》中描述："清阳为天，浊阴为地。"宇宙间万物都有阴阳两面，而事物的发生、发展和变化都是阴阳对立统一的结果。阴阳学说认为，物质世界是在阴阳气的相互作用下滋生、发展和变化着的。阴阳学说影响着中医的形成和发展，指导着临床医疗实践，不仅成为中医的理论支柱而贯穿于中医学各个方面，而且阴阳学说也是中国古代哲学思想的传承。

人体就是一个小宇宙，内部充满着阴阳对立统一的关系。《黄帝内经》说："人生有形，不离阴阳。"孤阴不生，孤阳不长。阴阳平衡才是和谐健康。

我们机体内部需要阴阳平衡，机体与外界环境之间也需要阴阳平衡。人体的阴阳变化与自然界四季阴阳变化协调一致，就可以延年益寿。因而主张顺应自然，春夏养阳，秋冬养阴，精神内守，饮食有节，起居有常，做到"法于阴阳，和于术数"，借以保持机体内部以及机体内外界环境之间的阴阳平衡，达到增进健康、预防疾病的目的。中医学理论非常有利于对疾病的预防和健康管理。

阴阳的平衡协调关系一旦受到破坏而失去平衡，导致阴气或阳气偏盛偏衰，便会产生疾病。因此，阴阳失调是疾病发生的基础。

阴阳的症状表现在诊断中很容易辨识，常见的如皮肤色泽鲜明者属阳，晦暗者属阴；语声高亢洪亮者属阳，低微无力者属阴；呼吸有力、声高气粗者属阳，呼吸微弱、声低气怯者属阴。总之，由于阴阳不平衡是疾病过程中的基本规律，所以疾病的病理变化虽然错综复杂，但其基本性质可以概括为阴和阳两大类。

由于疾病发生、发展的根本原因是阴阳失调，因此，调整阴阳，促使阴平阳秘，恢复阴阳相对平衡，是治疗疾病的基本原则。

我们观察到免疫力好的人，其表现与中医阳气的征象一致，如声音洪亮，面色红润，情绪平和稳定，精力充沛，疲惫感恢复快，消化代谢功能好，睡眠深实，头发黑亮，眼明耳聪，头脑清晰。这不就是年轻人嘛，不论多大年纪，只要免疫力好，就是年轻态。

而免疫力不好的表现，可以看看我们之前的亚健康评估量表，在中医角度来看也是阴的征象。

第二章

天然免疫的阴阳平衡
——免疫细胞的平衡

免疫系统是我们与生俱来的防卫体系，天生就可以杀灭肿瘤细胞。从某一个细胞亚群、某一个信号靶点突破固然很重要，但不要忘记我们传统的中医哲学，即从整体和平衡来看免疫和肿瘤，可能会更接近事实真相。免疫细胞从来不是一个人在战斗，因此免疫细胞亚群的整体协调配合才是战胜肿瘤的关键。

免疫系统既有免疫抑制因素（相当于外交沟通，协调安抚，这是文职人员干的事），也有免疫激活因素（战斗部队）。免疫抑制因素和免疫激活因素达到动态平衡，才是真正的免疫系统正常化，才是健康的关键。

我们发现肿瘤患者90%以上呈现免疫低下状态。因此，肿瘤患者的免疫平衡调节具有两层含义：第一是调整免疫抑制因素和免疫激活体系，达到高水平的免疫平衡状态，恢复免疫系统正常化（免疫细胞对内平衡）；第二是达到免疫防卫体系和肿瘤负荷之间的二次平衡（免疫细胞对外平衡），控制稳定肿瘤，不让其发展，这也是免疫细胞治疗肿瘤的重要基础。在此基础上，我们再利用临床综合治疗优势，消灭肿瘤才有可能。

不仅是肿瘤，过敏也是一个常见疾病。既往我们认为过敏是免疫激活的表现，治疗上用很多的免疫抑制药物，有些病例好转，有些却没有效果。我们通过免疫检测技术发现，很多过敏的患者其实是免疫力低下。某些重要细胞亚群特别降低，导致部分淋巴细胞亚群代偿性激活，免疫的天平失衡，阴阳失调，因此引起过敏表现（想象一下，军队里如果没有文职人员，都是战斗部队，那还不打翻天啊）。

针对这类过敏，我们采取相应措施提高免疫力，补充降低的免疫细胞亚群（缺啥补啥），往往身体会恢复正常。而过度地抑制免疫，就会导致免疫倾斜的天平进一步失衡，导致病情加重。

器官移植的患者也是如此。当异体的器官植入受体内，免疫细胞会识别为"非我族类"，一定要开始互相攻击。我们不得不用免疫抑制药物来抑制免疫排斥反应，保护移植器官的功能正常。而免疫药物的调节和管理也是通过免疫状态检测来评估和指导的。

免疫抑制过度，就会导致严重的机会感染、肿瘤高发和药物副作用。免疫抑制不足，就会导致排斥反应，移植物丧失功能。因此，要想达到理想的免疫药物管理，还是需要依靠免疫抑制和排斥反应之间的平衡。

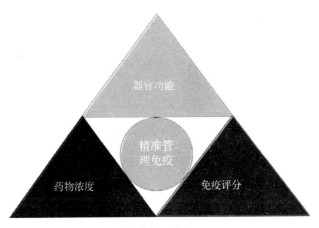

精准管理免疫

从上图可以看到，三角形是稳定的，从这三方面调节器官移植患者的免疫抑制药物和免疫状态，是个体化的精准管理方案。

　　我们体内的淋巴细胞已有100多种被定义出来。有趣的是，每一个淋巴细胞群内一定有免疫调节细胞亚群（文职官员）和效应性细胞亚群（战斗人员）。正常情况下，调节性细胞和效应性细胞需要达到互相平衡才是免疫健康。而不同淋巴细胞亚群之间也有相互调整制约和激活动员的机制，因此在免疫系统内，天然存在不同层次的免疫平衡。

　　从中医哲学角度看，免疫平衡也相当于阴阳平衡，因此免疫平衡是健康的根本。

第三章

适应性免疫的阴阳平衡
——平衡才是健康

2020年初，新冠病毒以湖北省武汉市为中心，逐渐涟漪扩散至全国各地。该病毒侵袭的群体主要以免疫力低下的人群为主，尤其是患有基础性疾病的老年人群，在这类人群中，病死率较高，而生存下来的唯一依靠就是免疫力。

这次新冠疫情让人们知道了免疫力的重要性，也都想有意识地提高自身"免疫力"。其实，所谓的提高"免疫力"，就是要提高自身的免疫功能。但是，免疫力也是一把"双刃剑"，过高或过低都会对身体造成损伤。

当免疫力低下时，就是免疫功能处于被抑制的状态，会给身体带来各种不适，甚至出现一些严重的疾病。下面让我们看看身体免疫力低下会有什么后果吧。

免疫力下降是肿瘤发生的根本原因

肿瘤发病原因有很多学说。最近几年，免疫力下降甚至衰竭，导致机体不能清除体内的细胞突变，因此发生肿瘤的理论得到了多数专家学者的认同。从我们的研究数据发现，肿瘤患者多数存在免疫状态低下，而导致肿瘤晚期死亡的恶病质状态，其实就是免疫状态衰竭。想象一下，如果一个国家没有了军队和警察，这个国家还能好吗？因此，免疫治疗肿瘤才成为肿瘤治疗的突破口，为肿瘤根治带来了希望。

免疫力下降与精神疲惫、失眠双重折磨

一般正常人的免疫力都是处于一个稳定的状态，那精气神自然也都是很好的。而免疫力下降就会影响大脑神经内分泌系统，导致平时对什么事都提不起精神，工作效率不高，经常会出现注意力不集中，在休息之后能缓过来。但几天之后，疲劳的情况又会出现，头昏脑胀，一整天都是萎靡不振的样子。还有的人工作一天，明明身体很疲劳了，但睡觉时却怎么也睡不着，经常有失眠的情况出现，并且就算睡着了也容易被惊醒，再难入睡。这些都是免疫力低下的表现。

免疫力低下的人更容易出现睡眠不足，进而影响CD4$^+$T细胞的活性，形成免疫力下降的恶性循环。最近几年，免疫神经内分泌信号通路已受到更多学者的重视。老话说病由心生，其实现在看看，是有理论基础的。

免疫力下降容易感染病毒

流感高发的季节，免疫力正常的人是可以抵御的，而一些免疫力低下的人就很容易受病毒的侵扰，染上感冒或其他疾病。这次的新冠病毒疫情，易感的就是免疫力低下的人群，重症的是免疫力衰竭的老年人群，死亡的是免疫崩溃、出现细胞因子风暴的人群。不仅是新冠病毒，SARS、甲型流感、季节性流感，都是免疫力低下的人易被感染。钟南山、张文宏等医疗专家都认为免疫力才是唯一的特效药。

免疫力下降导致消化代谢能力下降

消化不好，肠胃功能下降的人经常被认为是由于生活作息习惯，或是饮食方面的不注意所导致的。其实，这是主要诱因，但也和免疫力下降有关。免疫力低下的人肠胃状态一般都较差，容易出现腹泻、便秘、屁多的情况，这是脾虚的表现，受凉后更容易出问题。免疫力下降，肝脏的解酒能力下降，容易醉酒，这都是消化系统整体功能下降的表现。

那么，免疫功能是愈高愈好吗？也不是。如果免疫力过高的话，也就是让免疫功能处于高度激活的状态，会对身体从内到外产生很多不良影响。我们会对身体外部的物质反应过度，容易出现皮肤瘙痒、荨麻疹等过敏症状。有一部分过敏症状就是因为免疫系统过度激活所导致的。这种类型的患者即使被蚊虫叮咬，也会因为自身免疫系统太过敏感，导致叮咬处的红肿不容易消退，甚至出现水疱。对于这一类患者，提升免疫功能反而会造成过敏症状的恶化。在人的免疫系统出现过度激活时，免疫细胞就容易认错敌我，会把自己的细胞当成敌人细胞给杀掉，造成自身免疫性疾病。

目前已知的自身免疫性疾病约有80多种，大脑、心、肝、脾、肺、肾都有可能受到攻击，这一系列的免疫系统疾病目前来说是无法治愈的，给患者带来了极大的痛苦。而我们的免疫评估能够发现免疫系统的不平衡。其实有些免疫激活，是免疫天平的另一端降低所导致，因此代偿性免疫激活，对这样的自身免疫性疾病的治疗，是需要提高免疫力来解决的。

　　中医讲究阴阳平衡，人体免疫的健康状态就是达到高水平的免疫平衡。过度地激活免疫和降低免疫都是不对的。

　　免疫很重要，免疫平衡是王道。

第四章

中医阴阳和西医的免疫
——中医量化评估的开始

中西医结合是解决问题的手段和办法。中医是一个高度抽象化的学科，其理论水平，对疾病和人体与外界环境之间的认知，我个人觉得已经远远高于西方医学，趋近于哲学层面的认识水平。在预防和养生层面，目前中医较西医来说确有其所长；但是在治疗层面，中医在常见疾病的治疗上，有些方面是落后的。这与中医的发展环境有关。

中医治疗疾病成功的例子有很多，甚至可见到神奇的案例发生。有些中医治疗成功的病例，除非亲眼所见，否则难以相信。尺有所短，寸有所长，是自古以来的道理，拿西医的大褂来比较中医的长袍，看看哪个更漂亮，本来就是个令人啼笑皆非的事情。中医和西医不矛盾，可融合为一体，更好地为人类健康服务。

我们的MICA+MISS免疫状态分析体系，就是结合了西方医学的淋巴细胞分析理论和方法技术，通过中医阴阳平衡理论进行整体的解读和测算，因此成为较为真实和客观的免疫力评估评分体系。这是人体免疫系统第一个全面的免疫状态分析和量化评分体系，目前的数据能够较好地反映临床免疫状态，这是免疫领域的进步。

正是因为有了中医阴阳平衡理论的指导，我们才能够在复杂的淋巴细胞数据的基础上，形成一个独特的算法，利用这个算法，我们找到了接近事实真相的捷径，其实这是古老的中国智慧的结晶。

我个人认为，国外再搞一百年，也做不出这个评分和算法来，因为他们的研究特别钻牛角尖，把一个普通的问题研究得非常精细，从整体到细胞，甚至从蛋白到基因层面。这就像瞎子摸象，每个人说的都是真的，但整体是什么样的，从来没人知道。

不忘初心，才最重要。我们研究疾病的目的不仅仅是为了知道每个病理生理过程的细节，更重要的是在整体层面上解决健康的问题。因此研究得愈深入，有时离整体认知就愈遥远。

中医量化是一个讨论了很多年的问题，甚至有人认为这是中医的一个短板。因为所有的诊断和治疗主要依赖于医生诊脉与观察，然后医生作出一个自己确定的诊断，而患者却看不到任何客观指标。这是中医被人攻击的一个痛点。

确实如此，只有一方掌握了信息，而另一方没有可供判断分析的数据，确实难以接受。不过有些时候，事实说了算，只要病治好了，也就默认了这些诊断和结果。

阴阳理论是中医的核心哲学思想，阴阳不平衡会导致机体在各脏腑层面的病症，其对应着不同的临床表现。而我们在监测临床免疫状态和评分的过程中，碰巧发现，免疫力高的人对应中医阳气足的表征，而免疫力低下的人对应中医阴气盛的表征。

举个例子，免疫力低下的人，会出现头发花白，皮肤黯淡没有光泽。而经过免疫力调节，达到高水平免疫平衡的人，有的竟出现了白发变黑、皮肤红润有光泽的改变。和一位中医大师交流过，他说，肾阳虚、肺阳虚的人就是上面的表现。而免疫力提高后的改变，就是阳气充沛，阴阳高水平平衡的体现。

我们利用阴阳平衡理论来量化免疫力，做到了临床验证有效。那么反过来，如果我们用免疫力评分来量化阴阳，是不是有可能另辟蹊径，带来新的突破呢？我们在尝试，我们也很期待。

第五章

免疫力的评估
——MICA 分析开创新领域

俗话说，没有规矩，无以成方圆。那么如何评估免疫力呢？没有评估标准的免疫系统永远没有尺度和规矩，会使治疗陷入乱局，导致免疫治疗不足或免疫治疗过度。因此，开发出合理科学的免疫系统的"温度计"是非常重要的。

淋巴细胞亚群检测是评估免疫力的唯一出路。很多医院都开展了淋巴细胞亚群检测服务。但经过多年的临床应用，目前也只是将其作为常规的淋巴细胞亚群检测，并没有和免疫力整体评估有机联系起来。单纯的某个淋巴细胞亚群的改变，和临床上某些疾病的相关性很难建立，甚至说根本无法建立。

这又可以用瞎子摸象的理论来解释了。每一根毛发都是真实的，放在一起，却没有逻辑，也想象不出整体的样子来。

我们经过30年的临床积累和免疫学研究，结合中国传统医学阴阳平衡理论，创建了全面分析个体免疫状态的方法（MICA），对外周血淋巴细胞亚群进行全面检测分析。如果人体是一个独立王国，MICA免疫检测就是全面调查国防部队、警察等军事力量的分布和状态。

人体免疫细胞系统天生就有不同分工，我们粗浅地理解，认为最重要的免疫分工有四大类。

1.免疫预警系统　是侦察兵，主要是以树突细胞等抗原递呈细胞为主，以发现敌情、俘虏敌人、传送情报等为主要职责。

2.非特异性免疫系统　主要是NK、NKT细胞体系，相当于警察叔叔。专业精准，不用识别就杀伤清除敌人，主要打扫体内的衰老细胞和突变细胞、肿瘤等，也是对付外来病毒感染非常重要的武器。

3.细胞免疫系统　主要是以T细胞为主，这相当于陆军部队，绝对的主战部队。清除体内的黑社会老大肿瘤和外来侵犯的病毒等，都是分内之事。

4.体液免疫系统　主要是B细胞体系，这是体内的火箭军部队，分泌抗体，采取绝对特异精准打击的手段，是个硬角色，在清除肿瘤、病毒、抗原等很多方面都是最后的杀手铜。

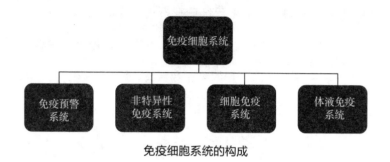

免疫细胞系统的构成

　　根据上述的分工合作，我们有逻辑性地选择了30个有内在联系和相互作用的淋巴细胞亚群，形成60个检测数据，最后形成了MICA分析体系。这个检测结果既能够反映淋巴细胞亚群的数量，也能够反映淋巴细胞亚群的功能，同时也能够分析淋巴细胞亚群之间的内在调节和平衡，因此能勾画出个体化的免疫状态图谱（军力布防图）。

　　经过上万次的验证，这是一个非常实用的免疫状态分析体系。不过未来，我们将继续借鉴中医的理论，结合临床和科研的最新进步，在免疫状态评估领域进行深入研究。

　　我们正在合作开发肝衰竭患者免疫评估体系、器官移植患者供体特异性免疫评估体系、肿瘤患者免疫评估体系、传染性疾病免疫评估体系等。同时，我们在细胞因子层面和基因层面也会进行研发工作。

第六章

创新的免疫量化标准
——MISS 评分横空出世

　　我们普通人都没有最强大脑，所以即使拿到30个淋巴细胞亚群60个免疫数据的话，我们一般的反应是，脑袋会大一圈的，更不用说解读免疫力这种复杂的问题。

　　于是又向我们的中医老祖宗拜师学习，利用阴阳平衡理论，我们设计了一个免疫力的算法公式，即通过数学模型，代入不同参数，分析30多个淋巴细胞亚群权重，进行全方位的免疫状态解析，最后形成一个客观评分。这个评分体系里，0分是正常的，负分是免疫状态低下，正分是免疫状态激活了。这个公式非常简单，清晰明了，相当于免疫系统的"体温计"。

　　这是免疫系统的第一个量化评分体系，我们称为铭道免疫力评分体系（MISS）评分。经过上万例各种疾病和健康人群的数据验证，非常理想地反映了免疫力水平，是一个重要的临床进步。

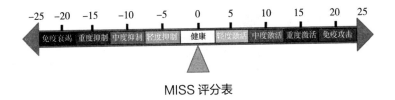

MISS 评分表

　　这个MISS免疫力评分能够简单地区分不同疾病和健康状态的人群。所谓健康人平均分无限趋近于零分，而大量负分和正分的体检正常的人，就是亚健康人群。肿瘤患者免疫力低下，90%的肿瘤患者是负分，平均分在–8分左右。只有少数是正分或零分，这部分肿瘤患者的生活状态好，肿瘤发展缓慢，治疗效果也比较好。肝移植的人群因为长期服用免疫抑制药物或激素等，他们早期的免疫状态应该是最低的，平均在–15分左右。

　　有了免疫评分，我们就可以做免疫体检了。常规体检一般在医院或体检中心进行，基本上没有免疫方面的检测技术，因此也评估不了免疫力的高低。

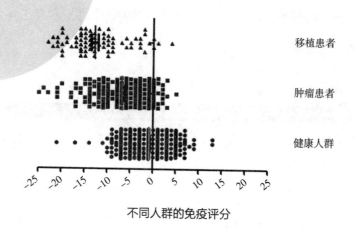

不同人群的免疫评分

　　联合常规体检和免疫体检，我们可以做到精准地管理健康，由此可将人群分为六类。①常规体检和免疫体检正常人群，这是真正健康人群，占人群总数的10%～15%。②常规体检正常，免疫体检降低或升高人群，这是亚健康人群，占人群总数的70%～75%。这类人群需要主动健康管理和深度肿瘤筛查。③常规体检正常，免疫衰竭或免疫攻击人群。这是一类新发免疫病人，需要及时调整，治疗免疫失衡。④常规体检异常，免疫正常人群。⑤常规体检异常，免疫体检降低或升高人群。⑥常规体检异常，免疫衰竭或免疫攻击人群。后三类都是疾病人群，但是他们免疫状态不一样，治疗方案的选择也应该有个体化的区别。

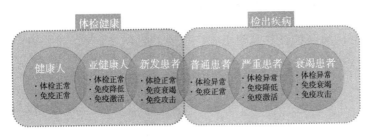

六类不同健康状态人群

例如肿瘤或其他疾病人群，可根据免疫状态分为后三类，根据不同的免疫状态，选择不同的治疗方案和治疗原则。如免疫状态良好的肿瘤患者，可以先进行放化疗；免疫状态轻度降低的患者，可以联合免疫调理和放化疗进行；免疫衰竭的肿瘤患者，不建议进行放化疗，这会加重病情的进展和恶化。而免疫系统崩溃的患者，也提示有濒临死亡的危险。

MICA+MISS免疫量化评分技术可以用在评估免疫抗体药物的治疗中。PD-1是目前最热门的免疫治疗药物，但其也有严重的副作用，甚至可以导致致死性后果。因此，如何评估PD-1的治疗作用，预测合理的用药人群，需要采用新的技术手段来协助。

最新的研究成果表明：免疫状态比较好的患者，提示有足够的免疫细胞数量，因此接受PD-1治疗的效果会比较好；免疫状态衰竭的患者，免疫细胞数量不足，接受PD-1治疗后，免疫细胞会迅速衰竭死亡，导致免疫系统崩溃，因此治疗效果不好，反而会加重病情恶化；而免疫状态过度激活的患者，提示免疫细胞已经处于活跃状态，进一步激活可能会导致自体免疫细胞攻击，引起细胞因子风暴，也是要小心的。

MICA+MISS免疫量化评分技术也可用来评估免疫细胞治疗效果。免疫状态降低的人群，可以通过免疫细胞调理迅速恢复正常免疫状态，因此免疫细胞治疗的疗效可以通过免疫评分的高低变化来进行量化的判断。这不仅可以监测细胞治疗剂量的合理范围，也可以甄别出虚假的、低质量的，甚至没有治疗效果的免疫细胞治疗产品，有助于免疫细胞治疗市场的规范和监管。

器官移植的患者可以通过MICA+MISS免疫量化评分技术，来监测调整免疫移植药物的应用。免疫评分过高，或者提升太快的患者，容易发生排斥反应。免疫评分太低的患者，容易发生过度抑制，因此易出现机会感染。我们提出通过移植器官功能结合免疫药物浓度以及免疫评分，三方结合监测，可以完美地个体化调整管理用药，显著降低排斥反应和药物副作用，这在移植领域是创新性的里程碑式的进步。同样的检测也可以用于自身免疫性疾病患者、危重症患者、长期慢性病患者、严重感染患者的病情监测和指导治疗方案方面。

通过免疫评分，我们可以定义亚健康人群，因此可以做到真正的诊未病，由此带来健康管理领域的突破和进步。健康管理的不仅是常规体检正常的健康人，更要针对常规体检正常、免疫体检异常的亚健康人群进行管理，这才是主动健康的意义所在。

很多健康管理可以把提高免疫作为着眼点，通过MICA+MISS免疫量化评分技术，可以让真假李逵现出原形，筛查出真正的免疫调节技术和免疫提高药物，为大家的健康把好免疫关。我们希望能够建立健康中国人群的免疫标准和免疫大数据平台，建设国际领先技术水平的免疫健康管理中心、免疫样本库和免疫治疗中心，在免疫健康领域走在世界前列。

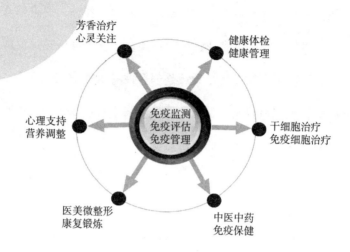

以免疫为核心的治未病健康管理标准模式

常规体检人群分为两类，一类是体检正常人群，一类是疾病人群。可是我们身边经常出现今年常规体检正常，明年肿瘤晚期的案例。为什么呢？因为没查免疫力！

常规体检只能检测出地面上大树的枝繁叶茂，而免疫体检却可以查出来大树地下的根是否根深须盛。只有这两部分都查明白了，才可能真正地了解健康、管理健康。这样的体检，才是货真价实的健康管理。

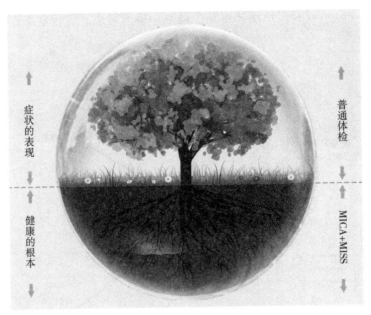

症状的表现

健康的根本

普通体检

MICA+MISS

常规体检和免疫体检的差别

　　正常人群中，每10万人约有340例肿瘤患者，平均MISS免疫评分为0分。肿瘤患者的MISS免疫评分为-8分，而器官移植患者的MISS免疫评分平均为-15分。因为器官移植患者长期服用免疫抑制药物，导致免疫状态低下，因此肿瘤发病率显著升高。有数据报道，每10万名移植受体有6000～18000名肿瘤患者发病，这是十分可怕的数据。一个人MISS免疫评分愈低，那么肿瘤发生概率就愈高，因此MISS免疫评分可以有效预测肿瘤发生概率，提前对患者进行健康管理。

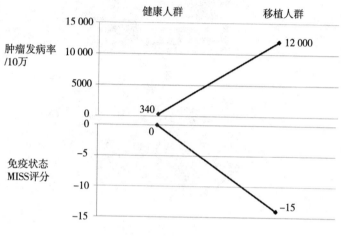

肿瘤发病率和免疫状态评分的关系

　　我身边有几个朋友，常规体检正常，免疫检测MISS评分都有不同程度降低，为-3～-7分。我曾经提示他们免疫力的下降以及可能的肿瘤高发风险，结果都没有重视。3个月到1年后，这几个朋友都发现了不同部位的肿瘤，只能进行治疗处理。检测免疫评分低下的患者癌症的发生率为3/100，比正常人的肿瘤发病率高了10倍，这是个很高的概率事件。

MISS 评分和肿瘤的关系

序号	性别	年龄	MISS 评分	临床表现
1	男	67 岁	MISS：-7 分	6 个月后前列腺癌，未反馈治疗方案
2	男	65 岁	MISS：-5 分	3 个月后早期肺癌，手术治疗
3	女	45 岁	MISS：-3 分	1 年后宫颈原位癌，局部切除
4	女	73 岁	MISS：-3 分	6 个月后卵巢癌晚期，化疗联合免疫＋手术治疗
5	男	72 岁	MISS：-4 分	5 个月后直肠癌，手术治疗

第七章

其他免疫评估手段
——免疫评估方法和价值

人们对整体免疫力评估技术的尝试从未停止过，但也几乎没有成功报道。针对特殊疾病的免疫状态分析，临检专家和科学家一直在努力。

临床免疫检验根据其检测靶物质的不同可分为两部分，一部分是检测免疫活性细胞、抗原、抗体、补体、细胞因子和细胞黏附分子等免疫相关物质；另一部分是检测体液中微量物质如激素、酶、血浆微量蛋白、血液药物浓度和微量元素等，检测结果可为临床诊断、分析病情、调整治疗方案和判断预后等提供有效的实验依据。

根据其结果报告方式，分为定性检测和定量检测两类，前者主要用于病原体特异抗原和抗体、自身抗体等检测，后者的应用更为广泛。免疫检验技术多种多样，目前临床上常用的有化学发光免疫试验、免疫印迹（WB）法、免疫比浊法、标记免疫技术（酶标记、放射性核素标记、荧光素标记等）和免疫凝集试验等。但这些检验技术没有一个是评估整体免疫力的。

针对整体免疫力评估，我们认为有以下几个层次：

1.淋巴细胞百分比和淋巴细胞绝对值　在血常规化验单中，这两个数据是免疫力的基本评估指标。新冠肺炎治疗专家用的都是这个指标。因此推演产生的另一个指标是粒细胞/淋巴细胞比值（NLR），这个也可以说明免疫状态的改变趋势。记住，白细胞计数不反映免疫状态，其实它反映的是骨髓的增生水平。但目前肿瘤患者的治疗还经常用这个来判断免疫。正常人淋巴细胞百分比平均值为34.3%，淋巴细胞绝对值的平均值为2.2×10^9/L。如果你的检测值低于这个水平，那就要小心了。

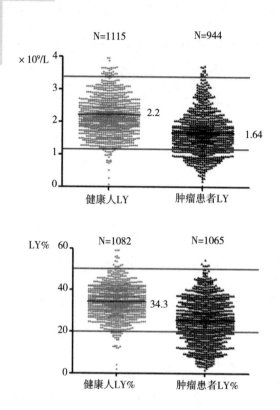

健康人和肿瘤患者淋巴细胞（LY）、淋巴细胞百分比（LY%）对比图

有位患者连续五年体检，只有一项指标不正常，就是淋巴细胞百分比低于正常值下限20%以下。每次医生都说没问题，问遍所有人，都说不是个事儿。结果五年后，在她身上连续发现三个原发肿瘤，开了三刀。

2.初级免疫状态分析检测（PISA）　基础的淋巴细胞亚群检测能够告诉我们在身体的王国中，军队的数量和比例有多少，但是不能够告诉我们具体的各军兵种的数量和分布，因此还是不能够全面了解免疫力。所以我们开发了一个初级免疫状态分析检测技术，共检测21项指标，能够初步地反映免疫系统各主要军兵种的数量和分布情况，比血常规检测有了明显的进步。这个适合普查初筛免疫力，老少皆宜，简单方便。

3.全面的免疫状态评估和评分体系（MICA+MISS）　这个是目前最全面的免疫力评估体系，不仅能全面普查重要免疫军兵种的数量、功能和分布，还能够形成军事实力评分指标，结合起来后就像免疫系统有了"体温计"一样，可方便快捷地了解一个人的免疫力。根据免疫状态评估和免疫力评分，有经验的医生可以倒推出来患者的临床表现，是一个非常精准的，也是目前最全面的免疫力评估。

有些医院会开展淋巴细胞亚群检测，涵盖几种到十几种淋巴细胞亚群。我们医院也开展了几年，每次数据都反馈回来，都与患者的临床基本状态和表现很难对应得上，因此指导不了临床判断。其主要问题是因为检测的操作技术可能有比较大的误差，而且选择的淋巴细胞亚群没有内在逻辑性，所以每个数据都很孤立。

4.基因层面的免疫检测评估　随着新冠疫情稍微好转稳定，网上便涌现出一些免疫评估技术，尤其是基因免疫检测技术，有点像雨后的春笋，全都冒了出来。一看检测内容和打法，非常熟悉，和肿瘤基因检测、天才基因检测等一个套路。从理论上讲，基因检测是有价值的，不过基因很难改变啊，你测出来不好，怎么办呢？

还有一些其他的检测技术，如T细胞TCR表型的检测。这是一个有科研价值的技术，不过和临床的相关性还需要临床验证，在没有验证之前，解读起来有点困难。

新冠疫情发生后，全世界都知道了免疫力很重要，所以免疫力的检测是马上要爆发的一个点。于是市场上就会出来一堆免疫力检测产品，真假难辨，如果没有一定的免疫学知识，就要交点儿智商税了。

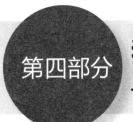

第四部分 我的免疫我做主
——增强免疫功能的实用策略

第一章

老百姓的土办法
——三好一倒常锻炼

老百姓是非常有智慧的群体，历史都是由他们创造的。针对小小的免疫力下降，老百姓也有很多好的办法。

什么是免疫力差的表现呢？其实有很多具体表现，详见前文的亚健康量表。总结起来，和大家日常相关的也就是这么几个事：

1. 很容易生病。

2. 容易疲劳。

3. 容易消化不良。

再简单点说，就是常规体检正常，但身体总感觉不舒服。

那么如何提高自己的免疫力呢？也很简单，做到下面几点就可以了。

任何事情的发生都有内因和外因，首先找到事情变化的基本规律，然后从源头入手就好了。

免疫力下降是一定有明确的外因和源头的。去除这些外因，就从源头上保证了免疫力恢复的过程是可靠的。这几个常见的外因就是我们前面提到的：

1. 长期大量吸烟。

2. 过度大量酗酒。

3. 长期熬夜失眠。

4. 严重焦虑、心理压力大。

这是压在免疫头上的四座大山，我们主动把它们搬走了，免疫下降压力没有了，自然就有恢复的可能。

然后针对四座大山，我们反其道而行之，不就可以提高免疫了嘛！

保证充足的睡眠（子午觉，睡得好）

良好的睡眠是维持免疫力的重要条件。现在已有很多研究都充分证明，熬夜会消耗我们的阳气，影响内分泌激素，降低免疫细胞活性，从而引起脂肪堆积和代谢紊乱。长时间熬夜一定会破坏人体的免疫系统，使免疫力下降。中医认为睡眠过程是体内排毒时间。所以中医讲究要睡子午觉，这是根据生理时钟和自然时间的和谐理念提出的。

保持充足的睡眠非常重要。睡眠好的人，入睡快，深睡眠时间长，缓解疲乏能力快，睡醒后自然醒来。每个人睡眠习惯不一样，不一定早睡早起，但是每天晚上一定要在午夜11～12点之前睡着，这是子时入睡。在此之后开始上床睡觉，很多人会发现，不仅睡不着，而且睡不实了，睡眠质量因此严重下降。睡眠时间长短不限，个体调整就好。除此以外，还应养成午睡习惯，以补充夜间睡眠不足。

睡眠不足将改变人体700多个基因表达（这么多啊，伤不起吧），改变蛋白质的生成和细胞的工作状态。睡眠不足引起的基因表达涉及昼夜节律、睡眠稳态、代谢过程、炎症免疫过程、应激反应等多个方面。睡眠不足可增加肥胖、糖尿病、高脂血症等代谢性疾病的患病风险。

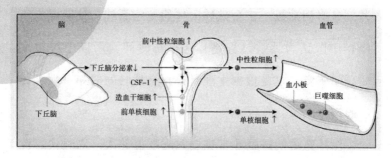

睡眠与骨髓干细胞的关系

引自：Möller–Levet CS, Archer SN, Bucca G, et al. Effects of insufficient sleep on circadian rhythmicity and expression amplitude of the human blood transcriptome. Proc Natl Acad Sci USA 2013: 110(12) E1132–41

睡眠干扰会减少大脑下视丘分泌素的分泌，使骨髓干细胞中的集落刺激因子1（CSF-1）表达增加，促进造血作用，生产更多的白细胞，进而引发动脉粥样硬化。CSF-1还可以直接影响动脉壁，如刺激单核细胞成熟为巨噬细胞，进而更易造成动脉血栓。

保持乐观情绪（笑口常开，情绪好）

现在很多医学研究都证明，心情愉悦的人身体内的抗体——免疫球蛋白明显高于心情低落的人。好的心情能充分调节机体神经、内分泌、心血管系统功能，对身体健康大有好处。除此以外，心胸开阔还有助于战胜疾病，提高疾病治愈率。相反，情绪悲观、整天抱怨、浑身都充满负能量的人，不知道如何面对生活挫折的人，这些表现是免疫力下降的"因"，也是免疫力下降的"果"，因此容易形成恶性循环。这类人更容易染上消化性溃疡、神经衰弱、脑血管病、癌症等多种疾病，严重降低机体免疫力。

精神压力会使CD4$^+$T细胞的线粒体发生裂解，通过转录因子IRF－1的增加，使细胞中葡萄糖选择错误的代谢途径，产生过多的黄嘌呤，随血液进入大脑，与左侧杏仁核中少突胶质细胞结合，过度激活焦虑相关神经元，从而导致一系列焦虑行为。

病由心生，你要相信哦！

合理膳食（吃嘛嘛香，胃口好）

好胃口本就是胃肠道功能好的表现。丰富多样的饮食结构为免疫细胞的合成和功能提供了足够的物质基础。身边常有为了减肥而过度节食的朋友，检测下来，营养状态和免疫力都有下降的趋势。还有些朋友，啥好吃就玩命地、专一地吃，结果饮食结构不合理，该补的没吃进来，常规需求的又吃多了，最后出现了严重的代谢问题。

我们现在的饮食结构与几十年前不一样，那个时候是吃不饱，所以尽可能多吃些含蛋白质和脂肪类多的食物，肉多点、菜荤点是最有营养的。现在社会发展了，物质极大丰富，我们每天的摄取远远超过了我们的消耗，所以在饮食上，不妨以清淡而富有营养为好。

中国居民平衡膳食宝塔（2016）

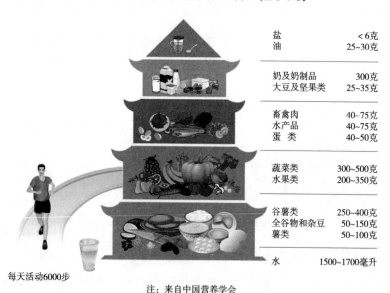

盐	＜6克
油	25~30克
奶及奶制品	300克
大豆及坚果类	25~35克
畜禽肉	40~75克
水产品	40~75克
蛋 类	40~50克
蔬菜类	300~500克
水果类	200~350克
谷薯类	250~400克
全谷物和杂豆	50~150克
薯类	50~100克
水	1500~1700毫升

每天活动6000步

注：来自中国营养学会

合理膳食

适当喝点酒

中国人比较讲究，吃点儿好的，怎么也得就点酒。老外就经常将就，有菜没菜也来几杯。俄罗斯人把酒叫作生命的水，没有酒就活不了。法国人热爱红酒，有研究显示，喝红酒可以降低心脑血管发病率。

中国的白酒主要基于粮食酿制，如茅台的特定高粱，五粮液的五种原料等。这些酒酿出来后，有很多酶和微量元素，几百种味道，绝对是人间佳品。

我喜欢喝酒，但反对酗酒。

任何事情都要有个度，喝多了，伤身体，免疫力下降。但如果适度饮酒，让自己能释放压力，心理舒畅，压力全无，心情愉悦，也未尝不是一种好的解压方法。

适度运动（迈开腿，动起来）

生命在于运动，这话说对一半，记住，健康在于适量的运动。

运动的人内啡肽升高，多巴胺分泌，快乐感无限。而且运动可以增加机体细胞的活跃状态和抗衰老能力，促使新陈代谢加快，增强体魄并增加体能，身体健康，免疫力提高，可以抵抗外来的病菌侵袭，进而增强自然杀伤细胞的活性，消灭病毒与癌细胞。

前段时间看到，国外统计的最适合健康的运动是打羽毛球。其实也无所谓哪个好哪个坏，适合自己的就是好的。中国人很多选择散步、跑步、跳广场舞、打太极拳等，都是极好的运动。

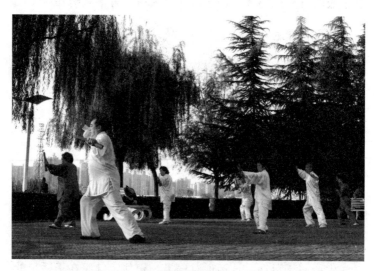

适度的运动

朋友圈很多跑马拉松的，这几年特别流行，每个人的跑步数据都在不断提升，装备也非常专业化。看到几个好朋友真的瘦了下来，好羡慕啊。不过像我这种，体重和密度远高于平均人群的人，最好不要做这种伤筋动骨的运动。

任何运动都有个度，过度锻炼后往往会造成免疫过度下降，反而会增加患病的几率。身边有些跑马拉松的朋友，跑过之后的一段时间内，会更容易感冒。据统计，长跑和马拉松运动员死于冠心病者占77.5%。很多非常杰出的著名长跑运动员都在不到50岁时死于心脏病。

最近看到了报道，体育运动员很容易出现免疫状态下降，看看美国和欧洲很多职业竞技比赛的运动员，也纷纷感染了新冠病毒。一个原因，是他们的过度体育训练，导致了免疫状态低下。

我在法国有个朋友，年轻时就经常跑马拉松，中年后跑量减了下来，开始喜欢骑自行车。每周每月的锻炼强度很大。后来他的双髋关节出现股骨头坏死，据说和长期跑马拉松有关系。

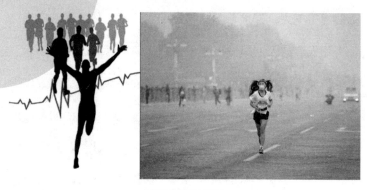

雾霾中跑马拉松

别滥用补品药品（是药三分毒）

美国人很喜欢卖保健品，因此很多人也喜欢买保健品。前段时间去美国学习，看到超市里堆成山的保健品，我吓了一跳，这么吃下去，身体真的会好吗？

身边也有朋友，家中保健品不断，固定工作是每个月要清理下，肯定有一堆保健品过期了，然后再列个单子，进点新品，看看咋吃咋补。我估算了一下他吃的量，估计每天是没什么胃肠空间吃饭了，吃保健品能吃饱了，也真是个神仙活法。

不过还好，听说有些良心的保健品，多是淀粉+色素+糖精+调味剂，还是有些营养的。

最近健身也特别火，好多男孩子喜欢健身，同时也需要吃些蛋白粉以保持肌肉的状态。我们每年门诊总会看到几个身材极棒的小伙子，倒三角的体型，一脸蜡黄。为什么呢？吃蛋白粉过度，导致肝、肾功能受损。

还有些老年朋友，特别喜欢吃药，止疼药常备，抗生素随身。要知道，近50%药物的严重不良反应是由抗生素引起的。如果长期、反复、不按医嘱使用抗生素，会导致人体菌群失调或者继发感染等，而且对人的听力、肝、肾等各种器官都会有不同程度的损害，有时还会产生过敏反应和中毒等。所以，一定不能滥用药和保健品，老年人尤其要注意。

给大家分享一个身边的故事。

我老爸也是一个保健品爱好者，这么多年和我的争吵基本都在保健品上。

我：你儿子是法国回来的大医生，保健品不是好东西。

老爸：我买的是日本的保健品，你根本不懂。

我：你来北京生活段时间吧，我们照顾你。

老爸：等我把保健品吃完的。

我：（3个月后）最近吃完了吧？

老爸：我又买了点新的，还没吃完呢。

这样的讨论持续了五六年……终于有一天他和我说：

老爸：我最近咳嗽严重，睡不好觉了。

我：来我这看看吧。

老爸：我今天就买票，明天到！

不用任何劝说，我老爸真来了。来了后我一看，一个背篓里半袋子药和保健品。

老爸的真实身体情况是：腰椎骨质增生及坐骨神经压迫30年，糖尿病20年，高血压10年，前列腺肥大7年，间断咳嗽5年（后确诊为间质性肺疾病）。二甲双胍每天9片，发作过下肢丹毒感染。高血压药两种，每天2次，如果睡不好或者生气着急，血压会偶尔会飙升到190/130mmHg。治疗前列腺的药间断吃，每晚起3次夜尿。每夜咳嗽，我在隔壁房间都能听得到。咨询一位间质性肺疾病专家，诊断明确，但是还没有重到需要吃药治疗的程度，只能对症止咳治疗。

给他测了免疫，MISS评分-6分，某些免疫细胞亚群特别低，是正常人的一半左右。我随后根据他的免疫力检测结果，给他定制了免疫调理方案。

我：你免疫不好，身体有很多慢性病，不能吃保健品了。

老爸：好的，我听你的，这两年生活质量确实不好啊。

我：中医联合免疫治疗好吧。

老爸：你说了算（真的配合啊）。

两年后身体状态：高血压药完全停掉1年了，血压常规在120/85mmHg左右，比我的还好。糖尿病空腹血糖6mmol/L，不限制饮食，每天1片二甲双胍。前列腺还大，但夜尿没有了，可以从晚上9-10点一觉睡到早晨6点左右。咳嗽基本好了，肺部X线片显示显著缓解，间质性改变多数消失。体力精力增强，公园里散步每次可以连续走2～3公里（以前只能走1公里），老人斑消失了很多。

有一天，又接到了老爸的电话。

老爸：这几年我最担心的就是糖尿病啊，终于可以放心了。（感觉心里很轻松）

我：看看我的免疫和中药挺神奇吧？

老爸：你的免疫治疗没什么作用。

我：为什么啊？

老爸：我买个保健床垫，能降血糖，睡了两年了，终于有效了。

我：……

老爸：别人起效快，半年就好，我年纪大了，慢点。

我：要不我再给您调调免疫？

老爸：再说吧，这个床垫马上出新品了。

彻底无语，这样的老人，你们家里也有吧？怎么办呢？

给我支支招吧。

第二章

中医药的调理
——温阳的中药提高免疫力

用中医理论理解免疫，反而有助于免疫学的进步，能够把免疫学的整体调控机制研究得更明白彻底。

《黄帝内经》记载，"正气存内，邪不可干"。中医免疫的描述最早见于《免疫类方》，意思是免除瘟疫。随着免疫学的发展，人们逐渐认识到免疫是机体识别和清除抗原性异物，维持机体内环境相对稳定的一种生理功能。免疫力的高低和中医的阴阳有异曲同工之妙，在表象上也是类似。因此，针对中医阴阳治疗的方案就会引起免疫力的变化。

在中医理论中，机体正常的生命活动都是阴阳对立统一的，只有阴阳处于相对平衡才能保持正常。而疾病发生的根本原因是机体的阴阳相对平衡遭到破坏，出现阴阳偏盛或偏衰所造成。《黄帝内经》记载，"阴平阳秘，精神乃治；阴阳离决，精气乃绝"。中医在诊断和治疗疾病时，从某种意义上就是应用阴阳理论，调整阴阳，恢复阴阳的相对平衡。

正邪理论是中医学特有的概念和理论学说，中医学很早就认识到机体的自然免疫力，将其称为正气。中医讲的正气包括免疫防御功能和卫外功能；与正气相对的称之为邪气，是指那些破坏机体内部、机体与外界环境间的相对平衡状态的各种有害因素（称为致病因素，也是免疫学的非我的抗原性异物）。邪气是干扰和破坏机体自稳功能的因素。邪气有外来之物称为外邪，又有自身异变之物称为内邪。这与免疫学的内源性抗原和外源性抗原很类似。

任何疾病的过程都可以理解为邪正相争、阴阳失调的结果。

因此，治疗措施都是为了扶助正气，驱逐邪气。扶正祛邪是中医最基本的治疗原则。中医治病的核心是对机体进行全身性的调理，通过增强机体的抗病能力，扶助正气，驱除邪气，从而间接达到消除病原和病灶的目的。

针对这次新冠疫情的中西医治疗，有个中医院士说过一句话，我非常认可，大意如下：病毒如果是垃圾的话，西医是打扫垃圾为主，垃圾没了，好像病就好了；中医是发现产生垃圾的根源，从根源上去除，不仅垃圾没了，后续也不会再产生了。

正气有协调脏腑经络与气血津液，防止痰湿、气滞、血瘀形成的作用，与免疫系统的监视作用十分相似，通过特异或非特异性杀伤细胞，将异常的细胞破坏，降低细胞的活性。被新冠病毒感染的患者肺内痰多，一定是肺内邪气盛，正气不足。因此在治疗上，应以补充正气和温补阳气为主。

根据中医理论，中药都是多层次、多途径、多靶点作用于机体，识别自己，排除非我成分，维持机体内环境的稳定，提高机体免疫力。现代研究认为，中药对机体免疫功能的调节受其剂量、药物的不同成分、药物的配伍等多因素影响，很多中药在不同的条件下可显示免疫促进作用或免疫抑制作用。中药复方对神经-内分泌-免疫（NEI）网络的调节作用实际上是多靶点、多成分、多环节的整体性调节作用。NEI网络是维护机体稳态的重要体系，是保持机体正常生理功能的基本条件，这与中药的整体调节作用相对应。

中药在免疫病的治疗中具有重要作用。部分养阴药、补肾药等能够调节内分泌，提高机体的激素水平；补气药、健脾药等能够提高免疫力；养阴药、清热药、凉血药等能够抑制免疫力；还有部分中药能够双向调节免疫，因机体所处病理状态不同，产生相反的药理作用，最终使机体达到平衡。上述药物的应用需要有经验的中医根据脉象或其他表征诊断，而免疫力的检测，其实可以和这脉象监测结合起来，做到客观量化地衔接中医阴阳和西医的免疫。

中药的免疫增强作用机制可以分为五个方面。

1. 促进T细胞的活化增殖，发挥细胞杀伤作用，增强T细胞介导的免疫反应。

2. 对B细胞的免疫有促进作用，促进机体产生抗体。

3. 某些中药能够增强巨噬细胞介导的细胞毒活性、白介素的分泌活性和吞噬功能，增强机体的固有免疫和适应性免疫。

4. 中药通过增加机体抗体和免疫球蛋白的含量，从而提高机体体液免疫的能力。

5. 中药可以通过其表面的受体参与免疫反应，刺激造血干细胞的增殖与更新，来维持机体的造血稳态，维持机体的生理平衡。

从上面看，中药的作用是从全方位调节免疫。温阳药为提升机体的阳气，治疗阳虚证的药物。因此，该类药物味多甘辛咸、性多温热。因肾的元阴元阳为人体气的根本，所以该类药物多入肾经，温补肾阳为主，但五脏均有阳虚，又不仅限于肾阳虚损。

看看具体五脏阳虚会有什么表现吧。若心阳损伤，心神失养，则心无所主，悸动不安（西医说就是恐慌焦虑，免疫力下降了）。中医认为，"肝虚则生寒，寒则苦胁下坚胀，寒热，腹满不欲饮食"（西医说法就是消化不良）。如果脾阳受损，则运化失司，大便稀溏、脘腹胀满、饮食不下（受凉易腹泻，我自己就是脾虚，经常吃健脾丸）。肺为娇脏，寒邪侵袭，极易伤之，则属常理（比较娇贵，受风寒容易感冒，我老爸就是冬天洗澡后受寒出现咳嗽的）。肾为先天之本，内蕴真阳真火，若肾阳虚损，温煦失职，则出现四肢厥冷、下利清谷、困倦乏力等症状（疲惫无力，手脚怕冷）。

这些表证和西医的免疫力下降的表现基本一致，西医亚健康的诊断就是根据上述表象作出的初步判断。而中医方面，已经有理论和论著清晰地描述上述表现，而且会有针对不同脏腑虚证的对应治疗方案，这就是中医的先进之处。

药理学研究发现：温阳药对于心肌有正性肌力作用，抗缺氧、抗休克；对于消化系统有刺激胃液分泌、增强胃肠蠕动作用；通过兴奋交感神经，使机体产热增加，起到温里祛寒作用。温阳法如四逆汤能调节机体的固有免疫和适应性免疫，数据发现可以通过上调肝癌组织p53蛋白的表达诱导肝癌细胞凋亡，因此温阳法有激发机体免疫功能的作用。

中医治疗疾病大体是采用扶正、祛邪两大法则。所谓扶正，包括益卫气、补元气、养血气，就是调动机体的抗病力，提高机体的免疫功能，并增强其稳定性。在本次新冠肺炎的疫情防控及治疗过程中发现，人参、灵芝、黄芪等中药都有增强免疫力的功效。

人参作为温阳中药的优秀代表，针对其研究，西医专家也作出了很多贡献，逐渐证实其主要的药理活性成分为人参皂苷和多糖，它们具有抗炎、提高机体免疫功能、抗肿瘤等作用。更有深入研究发现，人参是通过调控肿瘤坏死因子信号通路、核因子κB信号通路、B细胞受体信号通路和T细胞受体信号通路等，增强人体免疫功能，减轻化疗引起的免疫抑制，提高疾病控制率。

灵芝是食药兼用的一种真菌，自古有"仙草"之美誉。灵芝具有免疫刺激作用，可直接提升机体对抗细菌和病毒感染的能力，可阻止或减缓流感病毒、艾滋病病毒、乙型肝炎病毒和许多其他病毒的生长，可逆转与年龄相关的免疫系统功能的下降。灵芝所含的高分子多糖能促进机体蛋白质合成，促进细胞分裂增殖，刺激人体非特异抗体、免疫特异反应，以及抑制肿瘤生理活性化合物产生，强化人体免疫系统，提高机体对疾病的抵抗力。

我的老师徐迎新教授，是一个开拓中国免疫细胞治疗领域的优秀临床专家，她发现，治疗剂量的灵芝孢子粉可以显著提高肿瘤患者的淋巴细胞数量和功能，这是基于临床的直接证据。

上述的研究仅限于少数的中药，而更多的中药主要药用成分还没有研究清楚，治疗机制也不清晰。不过这不影响中药的使用。

温阳中药与免疫调节功能关系密切。目前从单味药、中药复方和其他疗法等分析温阳中药在细胞免疫、体液免疫、免疫分子等方面对免疫系统的调节作用，发现温阳方药在临床和实验研究中得到肯定，针对免疫系统靶点作用的研究居多，在免疫相关性疾病的应用前景广泛。在新冠肺炎的疫情防控中，中国国家卫生健康委员会发布的系列《新冠肺炎诊疗方案》中，一直强调中西医结合，中医中药在此次救治新冠肺炎中发挥了的强大作用。

新冠病毒来势汹汹，新冠肺炎是病毒感染和机体免疫状态博弈的结果。在中国古代，瘟疫的发生是常有的事，古代医家在防治各种瘟疫的过程中获得了很多经验及有效方剂。中药治疗的切入点不在于疾病本身，而是通过调节机体自身的免疫系统，增强自身抗病能力。

疫情来了，就像个照妖镜，各种妖魔鬼怪都现出原形。而各路英雄侠士也仗剑而出，伏妖降魔，守卫人间。

疫情之后，留下的不仅是纪念和庆幸，我们应该有几个自信和收获。

我们应该有制度自信，我们的国家制度在突发危害来临时，是高效为民的。

我们应该有民族自信，我们的人民群众在突发事件来临时，是积极奉献的。

我们应该有领导力自信，我们的党员和领导在关键时刻，是冲在第一线的。

我们应该有文化自信，我们的民族美德，在疫情时期，是光荣绽放的。

我们应该有中医自信，我们的传统医学，历经磨难，仍会捍卫我们健康的。

兼收并蓄，取长补短，西学中用，这都是前人老话，现在仍不过时。

第三章

西医药对免疫的调理
——激素是把双刃剑

西医对免疫的调节有很多方式方法，这次新冠病毒感染中，激素再次成为治疗选择的一个焦点，能不能用激素？用多大剂量激素？什么时间用激素？……都是悬而未决的议题。

激素一词源于希腊文，有激活的意义，也称为荷尔蒙。激素在体内作为信使传递信息（传达作战指令和行政法规），协调体内各部分间相互联系的作用。

激素可分为三大类（干不同的活儿，需要合适的人才）：第一类是类固醇激素，如肾上腺皮质激素、性激素；第二类是多肽、蛋白质、氨基酸衍生物激素，如下丘脑激素、垂体激素、甲状旁腺素、胰岛素、甲状腺素和肾上腺素；第三类是脂肪酸衍生物激素，如前列腺素。

激素按功能分为五大类：

1. 肾上腺皮质激素类（救命的常用药，电视里常看到的）：包括促肾上腺皮质激素、糖皮质激素、盐皮质激素。

2. 性激素类（都懂吧，管发育的）：包括雌激素、雄激素、孕激素等。

3. 甲状腺激素类：包括促甲状腺激素、甲状腺激素（管代谢的，影响智商的）。

4. 胰岛素类（这不用说吧）：包括长效胰岛素、中效胰岛素等。

5. 垂体前叶激素类（与生长、发育和智商都有关系）：包括生长激素、生长抑素、生长激素释放激素（GnRH）等。

促性腺激素释放激素分布较广，在胃肠道、胰腺、卵巢、免疫细胞等部位均有表达，广泛分布于神经系统、消化系统和免疫系统等，可作为不同系统互相联系的重要信号分子。在体外和体内，GnRH能够直接或间接地促进多种免疫细胞的增殖，使其增殖活性升高，转化活性增强，诱导免疫细胞的分化和细胞因子的生成，参与免疫系统的调节，因此GnRH在协调、维持神经、内分泌和免疫三大系统功能和平衡中起到了重要作用。

雌激素治疗和抗雌激素治疗能够调节免疫系统的发育、成熟和功能，通过调节雌激素在免疫系统中的作用，可以在肿瘤、自身免疫性疾病和过敏性疾病的治疗中发挥重要作用。

卵巢激素的缺乏与免疫状态失衡关系密切。更年期女性不仅有卵巢功能的衰退和雌激素水平的下降，还可导致神经-内分泌-免疫系统紊乱，免疫力降低。机体的免疫功能下降，细胞免疫和体液免疫功能也逐步减退与紊乱，在抗感染和肿瘤防御方面都会使女性的生活质量降低。绝经期激素调节治疗可以改善妇女更年期症状，预防心血管和骨质疏松等疾病，而且对免疫系统有一定的提高，在一定程度上可预防慢性疾病的发生，从而提高女性的生活质量。

我们通过免疫力检测也发现一些现象，免疫力降低的女性，会出现雌激素提前降低，卵巢功能早衰，月经减少的改变。而提高了免疫状态后，很多女性发现雌激素水平恢复，月经量增多，皮肤变得细腻紧致，身材也变得更好管理，生活质量显著提高。

我们常说的狭义范围的激素就是地塞米松、强的松、甲泼尼龙等这一类糖皮质激素药物。这类药物有四大作用：

1. 抗炎作用（最好的抗炎药物）。

2. 免疫抑制作用（甚至能溶解淋巴细胞）。

3. 抗休克作用（绝对的救命神药）。

4. 抗毒作用（退热解毒啊）。

因此，我们常将其用于临床炎症反应强烈的病例，或器官移植患者抑制排斥反应的治疗。

在SARS的治疗过程中，这类激素治疗发挥了巨大的作用，挽救了很多人的生命，因此被认为是当时救治和核心用药。而这次新冠病毒感染，初期在治疗上用不用激素还是有不同的声音。

不过SARS救治后的康复患者，有很多因为大剂量激素的应用留下了终身的问题。这类药物有很多副作用，影响有以下几方面。

1. 降低免疫力，抑制免疫细胞活性，增加感染机会。

2. 容易导致骨质疏松、无菌性骨坏死等。

3. 诱发高血压、水钠潴留和动脉粥样硬化等。

4. 容易出现消化性溃疡、胰腺炎等。

5. 会有严重内分泌系统紊乱，导致糖尿病、高脂血症、肥胖、低钾血症等，出现满月脸、水牛背。

6. 降低皮肤和黏膜屏障作用，易出现痤疮、多毛、皮肤变脆等。

激素的过量使用会导致满月脸。好像某些打过干细胞的人也会这样，因为需要用激素来"镇压"免疫。

激素是一把双刃剑，用不好会伤人害己的。

此次新冠病毒感染，专家指南推荐不能常规用免疫抑制激素治疗，而是在适当时期，根据免疫状态变化的趋势，选择治疗方案。这些具体药物的应用时间点、剂量、疗程等，需要一线的专家根据个人经验具体选择。

免疫系统是机体识别异物、排除异物和消灭异物的重要防卫体系，维持机体的免疫平衡才是真正的健康。我们发号施令调节免疫的核心是中枢神经的垂体，以及一些脑外激素分泌组织。激素作为司令部的重要信使，传递着行动作战命令，直接影响了战斗的进展和结局。

激素这把双刃剑，谁来舞，如何用好这把武器，还是需要非常慎重决定的。

第四章

免疫疫苗
——拯救人类的神兵利器

疫苗仍然是未来预防感染的第一手段。病原体感染后，体内产生的免疫应答不能彻底清除病原体，导致持续感染。如果使用治疗性疫苗，则可以通过提高免疫系统的功能而彻底清除感染。

目前疫苗接种仍是预防流感最有效的方法。接种疫苗不仅可减少疾病的发生，也可减轻感染的严重程度。但是因为流感病毒的变异特性，约一半的人群接种后仍然无法应对新的流感季病毒的侵袭，因为这个狡猾的敌人改变了特点。流感疫苗对于流感病毒变异（人高马大的变成文质彬彬的，特别会伪装），包括抗原漂移（以前胳膊纹身的都变成后背纹身的，不好发现）和抗原转变（纹身的变成戴墨镜的了）产生的新毒株无中和作用。

　　新冠病毒的最终治疗手段就两点，一是提高免疫力（被动预防），二是接种疫苗（主动预防）。英国人最近很大气，全体国民主动赤膊上阵，迎战病毒，准备产生群体免疫，防止下次流行。可是如果再来的那批是变异的病毒，怎么办，难道再牺牲一批吗？

　　SARS过去17年了，疫苗还在研发过程中，其中面临的问题还是很多的。新冠病毒流行一个多月就已经产生149个变异，这是多么可怕的敌人啊，不按常规出牌。因此，新冠病毒疫苗的研发应该也会很持久。不过这是一项造福全世界人民的事情，花多大精力都是值得去做的。

　　肿瘤也被称为炎性相关性疾病，70%的肿瘤的发生发展与非特异的免疫炎症有密不可分的联系。而病毒感染也是其中一个重要因素。例如，乙肝病毒（HBV）和丙肝病毒（HCV）是肝癌发生的主要诱因，人乳头瘤病毒（HPV）感染是宫颈癌发生的重要因素，EB病毒在鼻咽癌的发生发展中起到决定性的作用。因此在抗肿瘤方面，利用这些病毒制作肿瘤疫苗可以预防肿瘤发生，甚至治疗肿瘤，战胜肿瘤。EB病毒疫苗可用于预防鼻咽癌，人乳头瘤病毒疫苗可用于预防宫颈癌。

100多年前，科学家就意识到细胞的突变可以带来新的免疫原性——基因突变（老实人突然想干坏事了），会改变蛋白序列（有行动了），蛋白序列的改变会表达新的抗原（带来危害了），这些突变每天都在发生（谁的内心都有个小恶魔）。人都携带有癌基因，而癌基因的表达就会带来细胞的癌变，产生新的癌抗原（小黑社会分子）。我们的免疫系统则会把这些新抗原定义为"非我"，对其发动攻击，直到从体内清除（即刻镇压解决）。这个机制为今后癌症疫苗研发奠定了基础。

肿瘤疫苗作为肿瘤免疫治疗的一个重要手段，主要包括肿瘤细胞疫苗、多肽疫苗和核酸疫苗等。肿瘤疫苗就是利用肿瘤抗原（小黑社会分子），通过激发的免疫应答反应（发动行动），促进T细胞的增殖和活化（进入战斗状态）以及细胞因子的释放（武器攻击），进而发挥作用，抑制肿瘤的发生、发展或转移，从而达到治疗肿瘤的目的。

肿瘤疫苗从理论上讲具有特异性强、抗瘤谱广、耐受性低等优点（相当于抖音女主播，有修饰过的优美形象）。不过现实看起来没有那么美好，临床效果并不理想（女主播现场看起来有点惨不忍睹）。

　　我们认为最好的肿瘤细胞疫苗应该是由手术切除（黑社会被连窝端了）的肿瘤细胞制备，包含许多抗原的全肿瘤细胞疫苗（纹身、烫头、戴墨镜的特点都清楚了解）。切除的肿瘤细胞通常在实验室经放射灭活（必须改造成功），所以它们不会再形成更多的肿瘤细胞（没有危害了）。通常肿瘤细胞要通过添加化学成分，或通过引入新的基因使其更具抗原性（彻底激发出内心险恶想法），然后把它们接种给患者（回到社会去）。患者的免疫细胞识别这些肿瘤细胞表达的新抗原（受过培训和教育了），然后特异性地靶向杀死表达相同抗原（按图识骥）的残存潜伏的肿瘤细胞。

　　肿瘤细胞疫苗根据来源可分为自体肿瘤细胞疫苗和同种异体肿瘤细胞疫苗。

　　自体肿瘤细胞疫苗（个体化量身定制，效果最佳）是由从接受治疗的患者的肿瘤组织中提取肿瘤细胞，经灭活处理后使其丧失致瘤性，但仍保持免疫原性的肿瘤细胞制备而成。自体肿瘤细胞疫苗可在手术后很快接种到患者体内，也可培养或冷冻起来保存。我们目前观察到的临床试验病例，这个方式的免疫细胞治疗是效果最佳的，曾经有Ⅳ期的肿瘤患者因此而达到临床治愈。

同种异体肿瘤细胞疫苗则是采用患者的相同类型肿瘤细胞制备而成（这就不是个体化量身定制了），有时异体肿瘤细胞疫苗是从数个患者肿瘤细胞提取的混合肿瘤细胞制备而成。因为肿瘤的异质性（每个黑社会都有不同特点），异体的肿瘤细胞抗原不一定能完美切合自身的肿瘤治疗需求。不过大概率会覆盖相关肿瘤常见抗原，也是有相对的靶向效果的。我们看到的临床试验效果也不错，能够提高患者肿瘤控制水平，一些患者能够连续长期保持肿瘤标志物的降低。

细胞疫苗的激活需要树突细胞联合杀伤T细胞的合作（激活步骤复杂了，制备成本也昂贵）。科学家的招数就是多，为了更直接动员T细胞，多肽疫苗出现了。

多肽疫苗（虚拟改造的敌人特点）是T细胞识别与主要组织相容性复合物（MHC）分子（内部的识别口令）相结合的抗原肽，这个过程不需要抗原递呈细胞的加工和处理，能直接与MHC I 类分子相结合（不需要侦察兵参与）。将其导入机体后，直接诱导体内细胞毒性杀伤作用（CTL）的应答，激发机体免疫反应。目前肿瘤多肽疫苗主要包括四大类，分别为肿瘤相关性抗原多肽疫苗、病毒相关多肽疫苗、肿瘤特异性抗原多肽疫苗和癌基因或抑癌基因突变多肽疫苗，其中最理想的是肿瘤特异性抗原多肽疫苗。

最近有学者研制出的肿瘤核酸疫苗，是将携带编码抗原基因的表达载体直接注入组织细胞内（间谍卧底行为），通过宿主细胞的表达系统，合成相应抗原蛋白，从而诱导机体产生相应特异性抗肿瘤的免疫反应。具体治疗效果怎么样，我还没看到临床报道，不过我觉得这个策略把肿瘤想简单了，小看了敌人，不见得有很好的效果。不过对抗原单一的肿瘤，可能是个解决出路。

肿瘤疫苗的研发成为近年来研发领域的热点，随着作用机制的探索，理论研究的不断深入，肿瘤疫苗改变了肿瘤的治疗模式和预后转归，因此肿瘤疫苗在临床中展现出良好的应用前景。

不过要想在细胞层面战胜肿瘤，估计还是得在免疫细胞层面上做文章。

第五章

免疫系统的刹车
——PD-1 和它的小伙伴们

2018年的诺贝尔生理学或医学奖授予了美国德州大学安德森癌症中心的詹姆斯.P.艾利森（James P. Allison）和日本免疫学家本庶佑（Tasuku Honjo），以表彰他们发现了抑制免疫负调节的癌症疗法。

1992年，本庶佑发现了程序性死亡受体1（PD-1），这是在T细胞表面表达的一种蛋白质。作为关键的细胞膜蛋白受体，其功能通常是抑制T细胞的激活，属于免疫系统的自稳机制，这比艾利森还早几年。本庶佑在实验室耗费多年，进行了一系列实验潜心探索，结果显示：免疫检查点抑制剂通过阻断PD-1等免疫检查点与配体结合，来消除对T细胞活性的抑制。

其实陈列平教授在PD-1/PD-L1的信号通路上也做了大

量研究。他发现了PD-1的配体，并给这个信号起名B7-H1，提出这个信号通路的阻断可能为肿瘤治疗带来突破（指出了最大的临床应用方向）。不过B7-H1又被本庶佑等人命名为PD-L1，与PD-1/PD-L1组成了一个组合，最终流行起来。由此本庶佑得了诺贝尔奖。

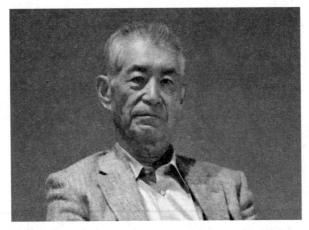

日本免疫学家本庶佑

詹姆斯.P.艾利森的主要研究是针对T细胞的发展和活动机制，以及肿瘤免疫治疗的新策略发展。艾利森在免疫细胞的分子表面发现一种名为CTLA-4的蛋白起到了"分子刹车"的作用，从而终止免疫反应。抑制CTLA-4分子（汽车踩油门的感觉），则能使T细胞大量增殖，攻击肿瘤细胞。

基于该机理，第一款癌症免疫药物伊匹单抗（ipilimumab，用于治疗黑色素瘤）问世。

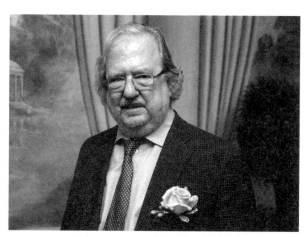

詹姆斯 .P. 艾利森

100多年来，科学家们一直试图通过免疫系统对抗癌症，但在两位诺贝尔奖得主的开创性发现之前，癌症免疫疗法的临床进展仍然是有限的。如今，"免疫检查点疗法"彻底改变了癌症治疗，也从根本上改变了我们对癌症治疗的看法。

《自然》杂志子刊*Nature Reviews Drug Discovery*近日发表的一篇综述指出，当前靶向PD-1/PD-L1的单抗药物已经成为黑色素瘤、非小细胞肺癌、头颈癌、宫颈癌等16种癌症种类和不限癌种适应证的治疗标准。这个临床应用（从刹车到加油的这个转变）肯定会逐渐火起来。

看来T细胞至少有两个主要刹车靶点了，那么想当然地认为，如果把两个刹车靶点都解放，会不会T细胞就彻底激活，能够大火力杀伤肿瘤了呢？当用靶向T细胞共抑制分子信号的CTLA-4和PD-1/PD-L1的抗体药物联合治疗肿瘤，临床效果会比单药使用更好吗？

CTLA-4位于T细胞表面，CTLA-4结合抗原递呈细胞的B7（这是一对免疫抑制信号），使得T细胞活跃程度降低，无法杀伤癌细胞；同时，T细胞过度活化时会产生PD-1，癌细胞的PD-L1（黑社会收买T细胞的诀窍）与其结合后，抑制T细胞活跃，使癌细胞能躲避T细胞的杀伤。所以，CTLA-4和PD-1抗体类药物，一个可以在初期激活抗原递呈细胞信号给T细胞，一个防止癌细胞从激活后的T细胞身边逃逸。因此，两者联用有望通过平衡T细胞活性提升药效。不过可能会过度激活T细胞，导致细胞因子风暴，引起临床问题，所以还是要小心求证。

在免疫系统中，T细胞的激活和抑制是受到调控的。在

T细胞和抗原递呈细胞上，有大量的负向调节免疫信号（稍安勿躁，不要攻击的信号）和正向调节免疫信号（还不行动，给我杀敌去的信号）通路。这种相互触发免疫细胞不同功能的信号，可以比作高级跑车的"刹车"与"油门"。关于"刹车"和"油门"之间的复杂平衡，是维持机体健康状态的关键，既能保证免疫细胞积极对入侵者发动攻击，又可避免正常免疫细胞过度激活，导致自身免疫攻击。

开车只会踩油门要出事的，一直踩刹车也跑不起来。只有老司机才能熟练切换，平稳行驶。

肿瘤细胞比较狡猾，会做出各种伪装，收买并传递虚假信息给T细胞。如肿瘤细胞的表面会分泌一些糖蛋白或黏多糖，伪装成机体的"刹车"信号，抑制T细胞的激活，逃过免疫系统的监视，就会导致肿瘤细胞过度增殖。更重要的是，不同的肿瘤细胞被识别出来的难易程度差异巨大。作为检查点阻断剂的药物可以理解为彻底松开刹车，只踩油门，鼓动战斗部队T细胞与肿瘤进行生死搏斗。

明白了这些原理，我们就知道，原来免疫抗体药物不是直接杀伤肿瘤细胞，而是通过动员免疫细胞，激活免疫细胞进入杀伤状态，让大量的幼稚免疫细胞成为真正的抗癌主战部队（借刀杀瘤）。目前为止，我们看到了很多令人欣喜的数据，很多晚期癌症患者都获得了很好的治疗效果，甚至成为长期带瘤生存的案例。

既然借刀杀瘤，那么一定要有足够数量的免疫细胞才好，这是治疗前提。最近有文章纷纷报道，这些刹车抗体药物要想发挥作用，需要大量的NK细胞、树突细胞和T细胞。如果这些细胞数量不足，则会形成过度激活后，又迅速进入免疫细胞衰竭的局面，肿瘤一样会进展。我们在临床上看到过这样的病例。

有很多专家在寻找PD-1／PD-L1的治疗标志物。目前还没有发现特异性的肿瘤驱动基因或肿瘤抑制基因可以预测免疫抗体药物的效果。有学者用肿瘤抗原负荷作为独立变量反映抗PD-1治疗效果，其实也没什么用处。

一个简单的方法就是，检测免疫状态，看看免疫细胞数量就可以了（想打赢战斗，不仅仅是发给武器、动员战斗就可以了，最主要还是要看有没有足够的士兵）。

PD-1/PD-L1信号通路在恶性肿瘤中的作用愈来愈引起人们的重视。肿瘤浸润淋巴细胞、循环肿瘤细胞、肿瘤相关巨噬细胞等，可以通过调节PD-L1的表达促进肿瘤的浸润、转移和复发（黑社会太聪明了）。

T细胞表面的免疫抑制信号还有很多，除PD-L1（B7-H1）外，其他还包括B7-H3、B7-H4、B7-H5等。而吲哚胺-2，3-双加氧酶（IDO，一种色氨酸分解代谢酶），T细胞免疫球蛋白和黏蛋白分子-3（TIM-3），淋巴细胞活化基因-3（LAG-3），杀伤免疫球蛋白样受体（KIR）等都是免疫抑制信号，可以参与T细胞的调控，抑制T细胞的活化，都可能作为未来肿瘤治疗的靶点选择。

不过我有个奇怪的感觉，好像又走进了瞎子摸象的境界，愈研究愈细致，最后恐怕又要迷失了吧。

肿瘤的治疗，一定要在四个层次上都做好规划，就像打仗要有进攻有防守一样。即使进攻也要分清楚层次节奏，不能一味地狂轰乱炸。目前免疫检查点抑制剂的临床试验治疗效果很好，但是也不要神化为抗肿瘤神药。该药物有严重的致死性副作用，并发症也很多，临床上还是有很多教训的。

这些免疫"刹车"药物，最好的肿瘤单药有效率为20%～30%，一般常见实体瘤为10%～20%，个别实体瘤治疗没有效果。因此，免疫检查点抑制剂联合化疗、立体定向治疗、外科治疗、其他靶向药物等方案，都是可以考虑的。

第六章

免疫细胞治疗
——面向未来的免疫革命

既然免疫靶向抗体药物通过激活免疫细胞能够达到很好的抗肿瘤效果（费了两遍事），那么为什么不直接激活免疫细胞进行抗肿瘤治疗呢？

最早进行细胞治疗的是20世纪80年代的科学家。特别是在发现了树突细胞之后，用树突细胞治疗肿瘤是斯坦曼努力的目标，最终他因此而获得了2011年诺贝尔医学奖。2010年，美国FDA批准第一个树突细胞疫苗治疗前列腺癌，这是划时代的标志。2011年，细胞治疗技术进入美国医疗保险系统。很多国家开始了免疫细胞治疗和肿瘤疫苗的研究工作，这是细胞治疗的第一个热潮开始，自此，免疫细胞治疗的时代来临了。

2012年后，免疫嵌合的T细胞（CAR-T）（用病毒片段链接了一个抗体在T细胞上，好像改造过的肉身机械臂的未来战警）浓妆重彩地登上了细胞治疗的舞台。第一个回合非常漂亮，最典型的成功案例用来治疗B淋巴细胞白血病，治愈率非常高。最出名的是美国小女孩艾米丽，是CAR-T细胞治疗成功的代表。CAR-T细胞治疗后续在其他血液肿瘤中表现一直很好，最近又在黑色素瘤、淋巴瘤等领域展现了一定的治疗效果。该技术目前在实体肿瘤中开展临床研究，希望能够取得较好的效果。一股CAR-T细胞治疗的高潮也快来了。

美国前总统卡特，就是这些免疫细胞治疗方法的受益者。通过综合的治疗方案，开展个性化治疗，卡特宣布战胜了恶性肿瘤。免疫细胞治疗技术是彻底治疗肿瘤的希望，也是我们不断努力去攀登的一个高峰，但也还有很多亟待解决的科学问题，等待我们寻找答案。

未来的医学领域里，药品、医疗器械和免疫细胞是三类主要治疗产品。免疫细胞将单独作为一个生物治疗产品，就像我们现在的血浆、白蛋白、红细胞、血小板一样。在这个领域，美国是走在前列的。

2010年，FDA批准了第一个免疫细胞治疗的产品，是划时代的变革。诺华等国际著名的制药厂大力投资这个领域，他们参与进来的目的就是生产这种可治愈性的、有一定临床效果的免疫细胞。正是因为现在很多临床前期的使用，证明它非常有效，所以美国FDA又专门开辟出了一个绿色通道，去审理这些免疫细胞技术。从技术储备到法律保护以及应用监管，国外已经形成清晰的模式，并在正确的方向上快速奔跑了。

美国副总统拜登启动抗肿瘤的登月计划，其中最主要的两个支撑点为：一个是精准的肿瘤基因检测，一个是高效的免疫细胞治疗技术。所以这是一个不可阻挡的趋势，而且这个趋势在美国也好，欧洲也好，已经形成了一个非常正向的爆发性的前进洪流。

10年前，国内临床上主推细胞因子诱导杀伤细胞（CIK）治疗实体肿瘤，其实也有了不错的成绩。不过一个魏则西事件让国内的细胞治疗停滞了几年。这几年，更多的科学家和临床医生参与到细胞治疗的战场上来，因此带来的技术进步和理念进步，已经超越了10年前很多。

而唯一制约国内免疫细胞治疗进步的限速酶，大概是相关的法律法规了。政策制定者本已非常谨慎，而由于对于免疫细胞治疗技术的理解不同，很多专家提供了各种相互矛盾或不同路径的解决方案，更让大家选择困难，目前需要真正慧眼识珠的政策主导者来定调，并指导行业进展。

到底怎么理解细胞治疗的特殊性呢？

拿出一张血常规化验单看看，无论是白细胞计数、红细胞计数、血红蛋白、血小板计数，这几个指标升高或降低，都代表着身体的一种疾病状态。而淋巴细胞的降低和升高，目前却没有相应疾病诊断，而淋巴细胞的计数恰恰是反映免疫力的，免疫力的下降和激活，与多数疾病和健康状态相关，这个诊断我们应该列入疾病列表。

红细胞计数和血红蛋白的降低，我们称为贫血，严重者则需要过继回输别人的红细胞来挽救生命。这是一个常规做法，虽然带来了很多传染性疾病的高风险，但在临床专家的不断探索下，终于成为临床成熟有保障的治疗手段。

血细胞变化的临床表现

细胞种类	临床病症	临床表现和诊断	临床治疗
红细胞	减少	贫血	输别人的血红细胞
	增多	红细胞增多症	放血治疗、化疗等
白细胞	减少	骨髓抑制	给升白药物提高
	增多	感染、白血病	抗生素或放、化疗
血小板	减少	凝血障碍	输别人的血小板
	增多	高凝状态，血小板增多症	阿司匹林抗凝治疗
淋巴细胞	减少	免疫抑制（目前无临床诊断）	自体淋巴细胞回输
	增多	免疫激活（目前无临床诊断）	免疫抑制治疗

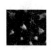
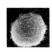

　　淋巴细胞降低是免疫力低下的表现。我们只需要在体外扩增我们自己的免疫细胞，当达到治疗剂量后回输到体内，可以起到提高免疫力的作用。这个操作在伦理上比回输别人的血液更容易被接受，是更安全的做法。唯一的风险就是体外培养过程中的污染风险，但这是一个可以管控、可以监测、可以杜绝的问题。

　　从这个角度理解自体免疫细胞回输，那么我们只需要管控好采血和培养回输过程中的污染因素就好。但如果按照目前化学药物的方法来管理细胞治疗的话，估计又要走一段弯路了。

美国做得最好的细胞治疗专家就是Ronsenberg，一位著名的外科医生，他结合免疫细胞治疗和外科学技术及手段，取得了非常好的治疗效果。外科医生参与的细胞治疗技术，会在手术后获得肿瘤标本，经过处理以后，表达肿瘤抗原，去刺激宿主细胞和T细胞，产生针对自己的肿瘤最好的靶向，杀伤肿瘤细胞。这个是量身定制的、个体化的、全靶向的免疫细胞，比单一靶点或单抗原刺激的免疫细胞治疗效果更好，临床上也会看到立竿见影的效果。

我认为这是免疫细胞治疗实体肿瘤的一个主要发展方向。

目前免疫细胞治疗技术百花齐放，是一个研究内涵非常广阔的领域，这里面除了我们已知的靶点或抗体以外，可能还有很多"金矿"有待挖掘。所以每个科学家也好，医生也好，根据自己的兴趣爱好，把其中一点给做透了，就会带来临床上的重要进步。

第七章

免疫健康的未来
——长生不老的密码在哪里?

寒来暑往自有安排,太阳星辰皆有宿命,人不过是宇宙中渺渺一粟,终有一天离开这个世界是必然的。因此,长生不老只是痴人说梦,可偏偏有人在梦里不愿意醒来,也只好由他了。

人到底可以活多久,这是每个人都想问的问题。近期有学者给出了详细的细胞分裂证据,通过看起来头痛的数学公式,可以看出人活到120岁从理论上是可实现的。

但现代人生存环境日益恶化,完成这个任务显然压力山大。不过有了健康管理、合理保健、让自己开心的朋友,倒是可以延缓衰老,优雅地老去。

看看几个靠谱的研究吧。首先来看看用什么办法可以使动物延缓衰老。

　　1864年，脑洞大开的法国生物学家Paul Bert描述了一种不寻常的外科手术手段——异种共生（parabiosis），也就是动物共生模型。他将2只老鼠（1只老年老鼠，1只年轻老鼠）的侧身切开，之后将它们被切开的皮缝在一起，这样一来它们的身体将相互接触。当伤口愈合后，1只动物的毛细血管会渗入到另外1只动物的身体组织之中，2只动物将共用同一个循环系统，相互间输送营养，以此来延缓老年老鼠的衰老。他因为这一研究于1866年获得法国科学院奖励。

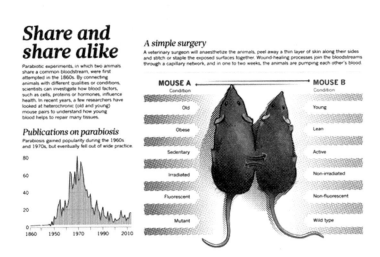

法国生物学家 Paul Bert 的实验图

　　有人开了头，就有跟风的，想搞明白长生不老的人还真是不少。可最后，除了发表些高分论文，真正的产业化好像都没了下文，该走的还是都没了。

近几年，一些实验室研究发现，年轻动物血液中存在抗衰老因子，能让衰老的动物重新焕发青春。这种效应可体现在心脏、大脑、肌肉等几乎所有器官，让年老动物的器官恢复到年轻状态，让动物变得更强壮、更聪明和更健康，毛发变得更有光泽。2014年9月，美国加州启动一项临床研究，想验证年轻人血液是否能治疗老年性痴呆。这一研究被《科学》评为2014年十大科学进展之一。不过我个人认为这个研究不可能成功，因为30岁年轻人是否存在足够的抗衰老因子并不知道，是否存在能对抗老年性痴呆的因子也不清楚。到目前为止，我还没听说过老年痴呆领域的突破性进展。

也有人担心血液和血浆输入会存在安全隐患，但经过长期的临床应用，安全性还是有足够把握的。但是确实有用别人血浆后出现问题的报道，早期在临床上丙型肝炎就是这么传播的。而某些大咖用健康年轻血浆做保健的，据说也出现了传染病的问题。所以，抗衰老是个商业行为，几乎必然的结果就是，许多不法商人会立刻抓住这种赚钱的机会，导致乱象丛生。干细胞领域就是一个实例。

总结起来目前明确的学术观点为：没有证据证明年轻人的血浆能抗衰老。

古往今来，有关衰老机制的假说与学说约有近300个之多，但具有研究与应用价值的只有20余个，如自由基学说、线粒体学说与端粒学说，还有热量限制学说、免疫抑制剂雷帕霉素应用和目前最火的干细胞学说。据报道，热量限制和应用雷帕霉素能逆转多种哺乳动物的多种组织衰老，但在灵长类动物的研究发现，热量限制存在相互矛盾的结果，雷帕霉素毒性作用比较大。因此，目前没有任何一种方法被用于抗衰老治疗。

氧自由基学说是1956年由英国学者哈曼博士首先提出的，几十年来已成为最有影响的衰老学说之一。随着年龄的增长，老年人的内环境处于相对不稳定的状态和处于失去平衡的边缘。因此，老年人更易受到自由基的"攻击"而加速衰老的进程，导致不良后果。

目前在抗衰老科学研究中，常用抗氧化制剂如维生素C、维生素E来清除自由基。但在动物实验与临床研究中，其效果尚不理想，但也并未否定，不是全无作用，支持和反对的实验结论都有大量数据存在。因此，用抗氧化剂来抗衰老的方法还有待于进一步研究。

线粒体DNA损伤也是近年来国际上研究衰老机制的热点之一。线粒体是生命活动所需能量的主要来源，被称为细胞的动力工厂。线粒体DNA损伤时，能量（ATP）产生减少，影响细胞的能量供给，导致细胞、组织、器官功能的衰退；同时线粒体也是机体产生氧自由基的主要场所。因此认为，线粒体的变性、渗漏和破裂都是细胞衰老的重要原因，也是某些退行性疾病的重要发病因素。延缓线粒体的破坏过程，可能会延长细胞寿命，进而延长机体的寿命。当前这方面的研究也取得一定的进展，为推迟人体衰老提供了一个新的平台。

美国科学家布莱克本、格雷德和绍斯塔克三人，因其对端粒和端粒酶的研究成果，而荣获2009年诺贝尔生理学或医学奖。端粒为细胞染色体末端的一个重复的碱基结构，或者说端粒是染色体末端的一段DNA片段（感觉找到了衰老的核心密码锁）。随着年龄的增长，人的端粒逐渐缩短，而端粒酶（有打开密码锁的钥匙了）可以合成端粒。

端粒的长短决定细胞的寿命。人体是由细胞组成的"细胞社会",细胞衰老了,人体自然也就衰老了。现代科学家根据"端粒学说"的理论,将端粒酶注入衰老细胞中,从而延长端粒的长度,使细胞年轻化,这是可能实现的抗衰老途径之一,科学家们对此寄予厚望。但在临床应用中的效果还不知道。

还是看看真实世界的数据吧。有个科学家研究了长寿老人的健康密码,2019年发表在《美国科学院院刊》上。他找到一些世纪长寿老人,所谓的长寿就是年龄在110岁以上,而且还健康无疾病的人。他用最先进的免疫细胞检测技术,发现这类长寿老人都有一个共同的特点。

Single-cell transcriptomics reveals expansion of cytotoxic CD4 T cells in supercentenarians

Kosuke Hashimoto[a], Tsukasa Kouno[a], Tomokatsu Ikawa[a], Norihito Hayatsu[a], Yurina Miyajima[a], Haruka Yabukami[a], Tommy Terooatea[a], Takashi Sasaki[a], Takahiro Suzuki[a], Matthew Valentine[a], Giovanni Pascarella[a], Yasushi Okazaki[a], Harukazu Suzuki[a], Jay W. Shin[a], Aki Minoda[a], Ichiro Taniuchi[a], Hideyuki Okano[b], Yasumichi Arai[b], Nobuyoshi Hirose[b,1], and Piero Carninci[a,1]

这些老人除了长寿,还有一个相同的免疫趋势,那就是都高表达CD4$^+$杀伤性T细胞。下图标圈里的细胞亚群就是这个CD4$^+$T细胞。这类细胞具有免疫清除杀伤功能,因此体内有任何不好的东西,比如衰老细胞、异物抗原、突变细胞、组织损伤等,都能被杀伤性T细胞第一时间清除掉,当然你就健康了。如果这类细胞数量不足，功能下降，肯定身体要出问题的。

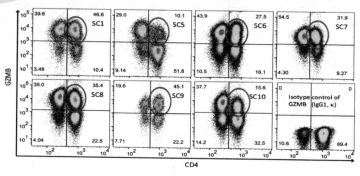

长寿的密码

密码原来就是免疫，就是免疫的清除功能，我们来验证一下吧。

实践出真知，看看我们无心插柳的结果。利用自体免疫细胞，在体外扩增培养后，通过靶向刺激后回输，可以达到治疗肿瘤的目的。临床上，我们看到很多肿瘤患者在接受自己的免疫细胞调节后出现了年轻化的改变，包括白头发变黑，眼睛变得明亮，身体年轻化，消化功能改善等多个器官系统功能的提高。这些变化是自体免疫细胞在体内带动身体出现的，是我们无法想象的。

在体外培养中发现，年轻的免疫细胞会快速增殖起来，而衰老的细胞则会逐渐死去。这些年轻的细胞，端粒的长度是延长的，因此年轻的免疫细胞带来真正的抗衰老改变，才是我们需要寻找的那条路吧。

下面再来看看人类在追求长生道路上的不懈探索。

西方流行的羊胎素、羊胎活细胞是近个世纪来最火的养生招法，接受者当然不乏位高权重者。有人据说有效，有人据说殉道了。用现代医学的说法判断，将羊的活细胞输回人体，后果有两个：一个是激活人体免疫攻击，针对外来的羊细胞产生强烈的免疫排斥反应，终于将羊细胞杀死，排出体外。这是被动的免疫激活，可能会提高免疫状态，不过过程可能很激烈，不死也要扒层皮。另一个是机体免疫耐受，最终接受了羊细胞共生共存。那再顺便推论下去，就应该好像成功地产生了人羊杂交新品种，然而，经过多次前赴后继的"勇敢者"实践，据说瑞士终于禁止该疗法的应用了，然而其幽灵还在网络上游荡。而口服羊胎素好像还是允许的，不过口感和营养估计不如牛排吧！

随着科技的进步，人对长生的追求也在科技的支撑下继续膨胀着。这时干细胞华丽地在养生领域登场了。干细胞是个神奇的东西，可以幻化一切，遇到什么环境，就变成什么细胞，真是魔术师的感觉，特别是在局部组织处应用，不仅带来了很多治疗的突破，也催生了一个产业化的市场。

于是有人想当然地把干细胞应用在养生抗衰老领域。常见的办法是外周静脉回输干细胞。据说某些敢为天下人先的同志们（都是有钱有胆的人物）经过几年的亲身体验后，不幸地患病离去，癌症者居多。这是为什么呢？

我做免疫耐受工作多年，碰巧有朋友研究干细胞诱导移植器官的免疫耐受，所以我也重点关注了干细胞在这方面的应用。在老鼠身上，将体外培养的某些干细胞注入其体内后，会被诱导成免疫抑制的细胞，降低了免疫防御能力，因此异体移植的器官不被排斥，诱导出免疫耐受。

在此基础上，顺便科学地推理一下：干细胞回输到人体内，可能会降低人的免疫力。人的免疫力降低，会导致肿瘤和其他疾病的发生。而干细胞本身会不会被诱导成肿瘤细胞，也是存在可能性的。

我也看到过这样的实验数据和照片。

市面上还有用干细胞培养液提取物做面膜或外敷的保健办法，想来想去，不就是干细胞代谢废物吗？什么干细胞冻干粉（比肉汤好吗？）、干细胞口服液（还是喝肉汤吧！）、苹果干细胞（比吃苹果好吗？）、肿瘤相关抗原刺激防癌抗衰干细胞（干细胞+抗衰+防癌TAA=怪胎！）等，看起来挺让人心动的。这些其实都是从起名上诱导人们交智商税的产品。

干细胞是有抗原性的，特别是异体的干细胞，进行处理后回输到人体内会诱发免疫反应。因此，造血干细胞治疗需要清髓，接受放、化疗预处理。其目的就是防止这些干细胞和体内的免疫系统发生排斥反应。很多中心在干细胞治疗前，是需要用一针激素进行预处理，防止排斥反应的，目的是保护干细胞不受攻击，能够顺利存活。所以有时会发现，做完干细胞治疗后的朋友出现了满月脸，不过他说是食欲好，吃胖的。

干细胞是小毛头细胞，有无限分化的潜能，做任何宣传都不过分，因为未来真的可以期待。但是干细胞治疗有几个问题：①干细胞体外诱导成体细胞难度比较大，数量很难达到治疗剂量；②干细胞到体内后，往往会到你不想它去的地方，最终在哪里安家落户，你说了不算。

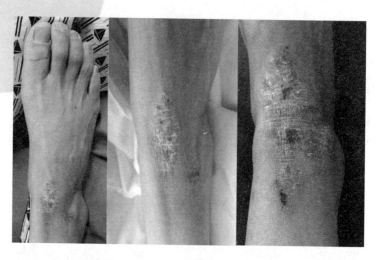

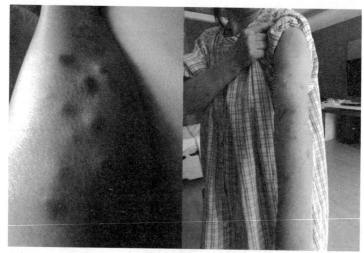

接受异体干细胞治疗后皮肤的变化

　　上图是别人的干细胞在受体内安家落户的证据，每年逐渐加重，应该不是你喜欢的结果吧。

这个干细胞比较淘气，形成了聚集点，好像你拿它也真没什么好办法。

不过身边有打过干细胞的朋友反馈，确实有延缓衰老、年轻化的改变，这是好的一面。干细胞治疗有抗衰保健的效果，我们认为原因有三个：

1. 异体干细胞作为异体抗原，激活了自体的免疫反应，间接提高了自体免疫状态，最终干细胞被清除。

2. 干细胞迁移的局部，受到良好的环境影响，诱导分化成为身体一份子，带来真正的治疗反应。

3. 干细胞治疗过程中，某些中心可能应用了激素和干扰素等药物，同样引起某些治疗反应，而不一定有多少真正的干细胞输入。

这次新冠病毒感染，用干细胞疗法据说取得了很好的效果，估计是利用了干细胞的两个优点：①间接激活了自体免疫反应；②诱导分化成组织建设细胞。我们期待能够看到更多干细胞的数据分享，带给我们针对干细胞治疗的更深了解。

有商业应用和利益诱惑的地方就一定有骗人的勾当存在（有烂肉的地方就有苍蝇）。哈佛前心脏干细胞专家Piero

Anversa教授，一个人就成功地把全世界的心脏干细胞专家和NIH评审专家（申请到1000多万美金的课题经费）诱导跑偏了近20多年，最后被大家发现，所谓的心肌干细胞治疗是个大骗局。

专家如此，商业应用更要小心了。

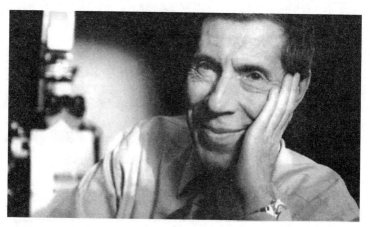

Piero Anversa 博士

我们看到从WHO到中国国家健康委员会都推荐干细胞有十三大类疾病可以治疗，一般主张局部注射，不鼓励静脉回输。下图是美国干细胞临床试验的主要种类，可以看到脑损伤排到了第一位，意外吧（我看到最惊喜的干细胞治疗病例也是脑外伤的患者，干细胞局部治疗，神奇地恢复了部分神经功能）。血液肿瘤治疗位于第二位，发育障碍排在第三位。

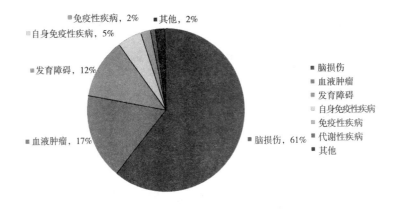

免疫性疾病，2%　■其他，2%
自身免疫性疾病，5%

发育障碍，12%

血液肿瘤，17%

脑损伤，61%

■ 脑损伤
■ 血液肿瘤
■ 发育障碍
■ 自身免疫性疾病
■ 免疫性疾病
■ 代谢性疾病
■ 其他

干细胞治疗的几大类疾病

因此，干细胞静脉回输，延缓衰老，好像有点不那么谨慎。当然还需要更多的勇士去见证。

人生于天地，食五谷，育六欲，吞阴阳，纳精气，盛而极，衰而死，是为道，天地规律，无人可逆。因此，妄想长生不老，实乃愚蠢之极。不过退而求延年益寿，却是有路可走，值得努力。

第八章

细胞时代来临
——健康管理该管什么？

从21世纪诺贝尔奖的颁发就可以看出免疫治疗的时代来了：2011年诺贝尔奖生理学或医学奖颁给了免疫细胞治疗的专家，2012年颁给了成熟细胞核重新编程诱导多能干细胞的专家，2013年颁给了细胞囊泡运输和调节机制的发现者，2014年颁给了大脑定位系统细胞技术的先驱，2016年颁给了细胞自噬技术的发现者，到2018年再次颁给了免疫细胞检查点的发现者。

人类生物科技的历史上，属于细胞的时代就这样拉开了大幕。

与细胞相关的诺贝尔生理学或医学奖

时间	诺贝尔生理学或医学奖获奖原因
2011 年	树突细胞和免疫细胞抗肿瘤研究
2012 年	细胞核重编程研究
2013 年	细胞内主要运输系统：囊泡调节机制
2014 年	大脑如何构建所处空间地图
2015 年	药物疟疾治疗
2016 年	细胞自噬研究
2017 年	人体昼夜节律分子机制
2018 年	免疫检查点治疗机制
2019 年	细胞如何感知和适应氧气变化机制

　　追求健康，甚至追求长生不老，是历史的永恒主题。生物技术可以从基因、蛋白、细胞、组织、器官和机体六个层面进行深入研究。前三个层面，多属于实验室科研工作；后三个层面，临床治疗和预防研究居多。而细胞水平，是链接科研和临床的关键核心。很多基因和蛋白水平的研究，科研意义重大，但对机体整体健康直接影响不大，临床价值不高。

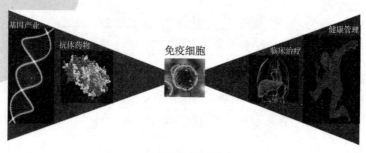

基因产业 抗体药物 **免疫细胞** 临床治疗 健康管理

免疫细胞的时代

　　因此，如果专注机体健康的科研，从细胞水平入手，深入下去可以研究基因和蛋白水平的机制，整体研究可以影响器官功能，改变健康状态。所以，从细胞水平进行研究并解决问题是比较合理的切入点。诺贝尔奖近10年的获奖历史，说明了在细胞水平研究的重要性，也提示只有能够被临床验证的科研成果才是真正的科研进步。

　　前面说过从细胞分裂水平计算，人能够活到110～150岁。

　　但其实我们很多人活不到这个理想的年龄。因为人生在奋斗过程中，很多人是用健康的代价才换来了财富和社会地位的提高。

　　我们说过，免疫力下降是衰老的开始，是肿瘤高发的危险因素，是代谢异常的诱因，是健康出现问题的先兆。所以，监测好免疫力，调整管理好免疫力，是健康的第一要务。

长生不老虽不可能实现，但延年益寿，健康有质量地多活几年，还是可以实现的小目标，我们可以为此奋斗一下。

如何实现这个小目标呢？靠健康管理！

提到健康管理，很多人都明白，基本模式如此：高大上的健康管理中心+硬件设施+提供常规昂贵的体检服务+貌美如花的个人健康顾问+知名三甲医院的大专家顾问+著名三甲医院的绿色通道=最好的健康管理。费用不要问，好的东西最大的缺点就是贵！

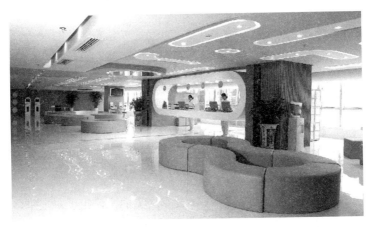

健康管理中心

这样的健康管理，能够做到看专家不挂号，做治疗不排队，第一时间入院，第一时间安排手术。大家觉得这样靠谱吗？没有点儿经济实力，真是挺难做到的。

我刚到法国的时候，觉得有个奇怪的问题，许多医院门口都挂了个大牌子，Hotel Dieu，这是个什么旅店啊？不懂。我问周围的法国人，他们骄傲地告诉我，这是上帝的旅店，也就是每个城市的中心医院。大家来到医院，就是准备好去上帝老人家那儿报道了。万一医护人员不小心把你留下来了没上去，你也没什么怨言。如果成功地把你送上去了，你也不敢说啥，因为上帝老人家看着你呢。

看看，法国人真是浪漫啊，得个病也搞得这么光荣伟大。

法国人有几个爱好，红酒、美女、浪漫就不说了，法国人最爱是罢工，你没想到吧？

而且奇葩的是，医护人员经常组织罢工。经常早上刚交完班，见面聊了几句天的朋友，一会儿就不见了。窗外一看，一群白大衣在街上高喊口号，举着大牌子，那几个朋友都在那儿集合呢。到了中午，食堂又见面了，走了一上午，中午吃得可香了。如果法国人一年没参加几次罢工，肯定不爽。如果一辈子没参加过罢工，那肯定不是法国人。

法国老百姓也气愤啊，说医护人员罢工，置患者生死于何地，太缺德了，太没有医者仁心啦。医护人员也不客气，立刻拿出统计学工具。经过计算，法国，甚至欧洲医护人员罢工期间，住院患者死亡率显著降低！

住院患者死亡有三个原因：①病真的很"伟大"，被上帝接走了；②医护真的很努力，出现治疗失误、药物副作用、治疗不及时等因素，患者走了；③病得很轻，想得很多，自己吓自己，吓倒了，走了。所以医护人员罢工，导致死亡的第二个原因不再存在，因此很多人活得很好。

好，现在回答上面的问题，最快时间入院，最快地安排手术，是高级绿色通道，你认为好吗？通过法国人的例子我们发现，这世界上，距离天堂最近的地方，就是Hotel Dieu，医院。万一绿色通道安排得太完美，直通到上边可怎么办呢？

我给大家分享一个心得，国内医疗资源紧张，想早点住进好医院，看上好医生，还是需要有些社会关系和资源的。不过如果不是急着想去看"上帝老人家"的话，啥时住院，啥时手术，用什么治疗方案，最好听医生安排。因为太急了办这些事情，不符合医疗规律。

回头再想想，所谓的绿色通道和健康管理，好像也不过如此，还是没有解决健康的核心问题。有朋友说，那我还是找个靠谱的专家，多多请教，长期咨询，总能帮到自己吧？

美国有个医生叫特鲁多，他是结核治疗领域的先驱。他有句话更出名，"To cure sometimes，to relieve often，to comfort always"，翻译过来就是：有时是治愈，常常是帮助，总是去安慰。这说明医生治病主要靠"话"聊。

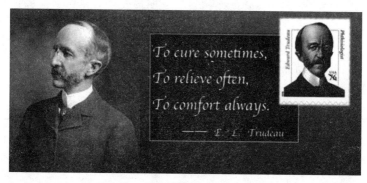

美国医生特鲁多

你再看看医生群体的健康情况，基本是个患者群体。美国的相关研究表明，医生群体死亡时间比正常人群要早。

ET Healthworld

From The Economic Times

Home | News ▾ | Interviews | Blogs | Feature ▾ | Medical Specialties ▾ | Data & Analytics ▾ | H

Hospitals · Pharma · Medical Devices · Diagnostics · Policy · Slideshows · Industry · Fujifilm SonoSit

Health News / Latest Health News / Industry

Industry ▸ | Maharashtra | IMA Study | IMA State President | Dr Dilip Sarda | Doctor

Doctor dies earlier than a normal study 医生比正常人死得更早

While an average person lives up to 72 years, a doctor is expected to live up to lifestyles for a year and formulate combative measures

　　2018年，美国报道有42%的医生感到了自己的职业耗竭。职业耗竭的五大心理症状为郁、急、躁、烦、乏。感觉心情低落，脑子反应变慢；与人交流缺乏耐心；有暴力倾向，常向家人发火；总觉紧张，无法集中注意力，恍惚而痛苦，却无力自拔；每天都感觉很累，找不到能打起精神的事儿。美国医生的自杀率为十万分之二十八到四十，是普通人的2倍，是所有职业中最高的。这不就是典型的亚健康嘛。

　　中国的数据也好不到哪里。我国的一项调查显示，医生25.6%有焦虑症状，28.1%有抑郁症状，超过10%在工作场所遇到暴力事件。76%的医生在情感上存在中、重度倦怠，78%面对服务对象和工作环境时存在倦怠，54%的医生缺乏个人成就感。约25%的医生患有心血管疾病，患病率比普通人高25%；50%患有高血压，40岁以上男性医生的患病率是普通群体的2倍；中国医生吸烟率为46%；近60%的中国医生的健康水平不及格。医生群体肿瘤发病率高于正常群体。

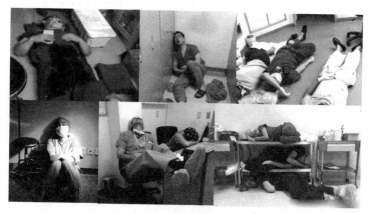

疲倦的医生

为什么懂医学知识的人，做健康管理的人，都会出现这么多问题，我们的健康管理到底依靠谁？

老话说得好，靠人不如靠自己，健康管理，核心也在自我管理。一个真正的健康管理，需要在以下四个方面做到位：

1. 发现健康问题，做好评估。

2. 认识健康问题，主动管理。

3. 预防疾病发生，解决高危因素。

4. 解决疾病困扰，及时治疗获益。

从评管防治四个方面都做好，才是真正的健康管理。

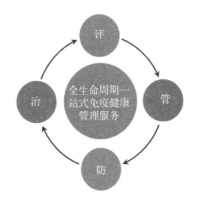

・发现健康问题→评估

・认识健康问题→管理

・预防疾病发生→预防

・解决疾病困扰→治疗

健康管理

　　而做到上面这些，需要一个技术，能够真正地发现健康和疾病的趋势与危险因素。这个核心技术就是免疫评估与检测体系。

　　我们提出了一个以免疫为核心的主动健康管理模式：首

先通过问卷量表评估，了解健康和疾病潜在风险，重点通过全面的免疫检测和评分体系，评估免疫力改变趋势，预判健康的高危倾向，然后结合常规的肿瘤深度体检和心脑血管深度体检，发现健康和疾病的隐藏敌人，最后进行有针对性的健康管理和疾病治疗。免疫力下降，有亚健康表现的人，需要主动免疫健康管理，通过适当的手段和方法，迅速提高免疫力，做到调免疫，治未病，赢未来。

下图是治未病的健康管理模式，可以尝试一下。

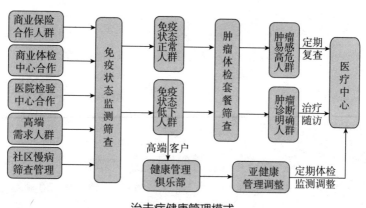

治未病健康管理模式

我们要记住：

防守才能赢得总冠军，要管理人体军队——免疫力。

免疫状态的管理相当于国防开支预算，省不得！

真正的健康需要内外兼修，免疫是核心基础。

健康的陷阱很多，需要我们有一双科学的慧眼。

我和朋友们一起约定，健康快乐活到120岁，你如果相信，也来吧。一起践行这个小目标，需要如下四大法则。

1.认识一个（不是一群）靠谱的健康专家。

2.做好两个检测，即常规体检和免疫检测。

3.身体、精神和社会关系三者永远在线。

4.修炼人生四信条：平和、舍得、付出、热爱。

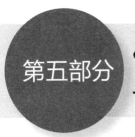

第五部分

你的免疫你说了算
——免疫调节实战案例分析

第一章

晚期肿瘤的免疫选择
——肺癌的病例分析

很多人谈到肿瘤就色变，被吓坏了。所以我们经常开玩笑说，在患癌离世的病人里，1/3的肿瘤患者是疾病已处于晚期，没有治疗机会了；1/3的肿瘤患者是因为治疗不当去世了；还有1/3的肿瘤患者是被自己的病情吓没的。这个数据不一定准确，但是肿瘤患者的心理情绪状态变化和巨大心里压力确实会影响肿瘤的治疗效果。

在中国，死亡率居第一位的并不是肿瘤，而是心脑血管疾病，为什么这些人就不担心死亡呢？看看身边，打着胰岛素还喝酒抽烟的朋友，他们活得很快乐，生活质量很好。而我们医院的一个血管瘤患者，因为担心害怕，一个月内体重降低了十斤。究其原因，我觉得并不是患者怕得病，而是害怕治疗过程的巨大痛苦和生活质量的严重下降。

　　80%以上的肿瘤患者确诊时已处于晚期，失去了手术治疗的机会。晚期肿瘤患者一般症状重、全身情况差，治疗方法的选择不多。但在生活水平提高、医疗技术进步的今天，患者也不会放弃治疗。因此，对于晚期肿瘤患者，微创治疗、全身化疗、靶向药物治疗、放疗等会根据病情需要应用到患者身上。相对来说，这些传统的治疗方案，治疗过程痛苦，生活质量下降，大家在接受治疗之前心里就充满了恐惧。

　　而且放、化疗等治疗还会带来免疫功能进一步下降，体内遏制肿瘤生长的机制被破坏，导致肿瘤无法控制地生长，临床症状无法改善。因此，所谓的"带瘤生存、与癌共舞"的目的，只是镜中花、水中月罢了。

　　科技进入免疫细胞时代，我们的治疗要跟上时代和科技的步伐。因此在肿瘤综合治疗前，应进行免疫状态评估和量化评分，通过该免疫评估和评分制订个体化的治疗方案。在此基础上，协调化疗或放疗及靶向药物等手段，实行以免疫为核心的绿色治疗模式，才可以达到改善生活质量，延长生存期的目的。我们治疗的目标要求"不只是活着，而是有质量的生活"。

有几个案例分享，不一定是代表所有的治疗选择，至少在这些个体的案例上，针对这些患者，带来了他（她）们想要的治疗结果。

某女性，50岁，2018年5月起，发现间断咳嗽、消瘦三个月。于外地医院就诊，发现右侧锁骨上淋巴结肿大，穿刺取病理特染见恶性肿瘤细胞伴坏死，倾向癌（非小细胞肺癌），结合免疫组化：CK7（＋），CK20（－），TTF-1（＋），NapsinA（－），p40（个性弱），p63（－），CK5／6（－），SYn（－），KP-1，结合涂片形态，最后诊断为肺腺癌。行PET-CT检查提示：右肺下叶（前基底段）肿瘤伴双侧锁骨上、纵隔及右侧肺门淋巴结转移，氟代脱氧葡萄糖（FDG）高代谢，诊断为：右肺腺癌T3N3M0，ⅢC期，锁骨上淋巴结转移腺癌。

当地医院胸外科联合超声科先给予超声引导下射频消融减小原发病灶肿瘤负荷，后开始注射用培美曲塞二钠（赛珍）＋卡铂6次化疗，贝伐单抗6次靶向治疗。2018年10月复查肺部CT提示：右肺下叶肺多发肿瘤，考虑转移，纵隔及右肺门多发淋巴结肿大；贲门部胃壁稍增厚，建议结合胃镜检查；左侧髂骨环状高密度影，请结合临床；脑右顶叶可疑小结节影。

从复查结果可以确定，在上述常规方案治疗基础上，病情进展，出现远处脏器转移（胃部、骨、脑），症状加重，出现恶心、腹胀，咳嗽加重，明显消瘦。更改化疗方案，给予多西他赛注射液（艾素）一次。因全身情况差、化疗反应大，无法耐受，没法继续治疗。

治疗走入死胡同，进不得，退不起！

2019年2月患者找到我们。我们与患者一起分析了病情变化，晚期肺癌，诊断明确，常规指南指导的治疗方案，治疗选择没问题。但是病情发展恶化，提示我们在治疗方案选择上可能有不全面的地方。而核心问题，我认为是治疗过程中没有考虑免疫因素，只有进攻，没有防守，而进攻误伤了自己的免疫。

我们分析患者的血常规化验单，淋巴细胞绝对值0.6×10^9/L，淋巴细胞百分比14.4%，从数量和百分比上，我们看到免疫状态的初步下降。进一步进行全面免疫状态检测，MICA+MISS评分提示患者免疫评分为-3分，总T细胞、NK细胞和CD8$^+$T细胞数量显著降低。因此，患者处于一个严重的免疫低下状态，需要进行提高免疫力的治疗，建立起防线，在此基础上，再结合进攻手段。

有了理论基础，我们经过讨论，同意患者进入临床试验，2019年3月给予一个疗程联合免疫细胞序贯治疗。治疗后患者化疗反应明显好转，精力体力迅速提高。复查肺部CT病情无进展。于4月开始注射用紫杉醇（艾越）化疗5次。6月复查肺部CT提示：右肺下叶肺癌，病灶较2019年4月9日以前缩小，纵隔及右肺门多发淋巴结转移较前缩小，右侧胸膜增厚，肿瘤局限侵犯可能；原右侧少量胸腔积液，心包少量积液吸收；原肝脏顶部低密度影未见显示；右侧顶叶小结节强化，与前相仿，考虑脑转移。后病情稳定，回当地继续治疗。

2019年8月因为患者母亲重病去世，患者面临重大负性事件影响，精神受到一定刺激，导致免疫力低下。因此患者病情反复，咳嗽加重，头疼明显。9月份头颅CT提示：脑转移增多。2019年10月开始行局部放疗，同步口服安罗替尼靶向治疗。于12月底完成放疗时患者咳嗽加重，消瘦、恶心、皮肤瘙痒、皮肤干燥、失眠。

无奈之下，再次来到北京，于2020年1月开始新一疗程免疫细胞序贯治疗。完成一个疗程后，患者在症状上得到明显改善。后续因为新冠疫情影响，其他辅助治疗没有及时跟进，不过患者反馈信息，目前还是稳定，继续观察中。

化疗+靶向治疗+放疗的方案是进攻，同时给予肿瘤特异性免疫细胞过继治疗（自身防守），不仅改善了化疗、放疗的副作用，提高了治疗的敏感性，增强了治疗效果，同时提高了患者的精力体力，使患者获得了生存机会，且明显改善了生存质量。

身边还有个案例。

我一同学，小学+高中同班美女同学，关系非常好。某年夏天的时候，去当地聚会，同学们举杯痛饮，畅想未来，好不欢乐。可3个月后的一个晚上，我接到她的电话，第一句就说：老同学，我得癌了，你得帮我。

我第一个反应就是老同学开玩笑呢，夏天刚刚见过呀。仔细交谈后得知，当地医院检查确实如此。我赶快帮她联系当地医院最好的胸外科专家，奢望能够推翻我的猜测。很快反馈回来，诊断明确，晚期肺癌，全身骨转移，没有手术机会，可以最快时间安排收入院，化疗第一选择。

美女同学直接拒绝了这个建议，明确说，我要来北京，但不想做放、化疗，其他治疗你帮我选择。见面后我发现她的病情确实比较严重，每说一句话就咳嗽不停，非常难受的样子。检查发现右肺上叶原发灶，有局限不张，全肺广泛小转移灶，纵隔淋巴结转移，十几处骨转移，妥妥的晚期肺癌啊。

我头大啦，只好求助于我院肺部肿瘤专家。专家非常有经验，经过1周多的等待，基因检测结果出来了，有基因突变，可以吃易瑞沙治疗。吃药后1周，咳嗽几乎完全消失，于是同学拿药回家继续治疗。

同学这段时间生活质量一直不错，但是检查发现她的淋巴细胞百分比还是比较低，一直在13%～18%，没有回到正常范围。即使服用了3个月的靶向药物，免疫状态几乎没有提升。鉴于此，我们又推荐她参与了免疫细胞治疗的临床试验，做了三个疗程的自体免疫细胞试验。结果淋巴细胞百分比立刻恢复到35%左右，达到正常人水平。中间又用了些温补阳气的中药，幸福生活就这么开始了。

3个月后复查，发现全身骨转移稳定，肺部广泛的转移灶消失，纵隔淋巴结变小，原发灶在右肺上叶，也逐渐缩小。治疗6个月和1年的时候，分别去日本两次，本打算用PD-1治疗，结果京都大学肺部专家说，她目前的治疗方案是最好的，是最适合她的方案，没有做任何治疗方案调整。治疗18个月后，靶向耐药，调整靶向药物后，疾病继续稳定。半年前来复查，淋巴细胞百分比为30%，再次用免疫细胞治疗提升了免疫力，继续其他治疗。近半年因为骨转移，疼痛感增加，生活质量略有下降，其他方面一直如常。

肺部CT改变如下图，经过治疗后，肺部病灶稳定。

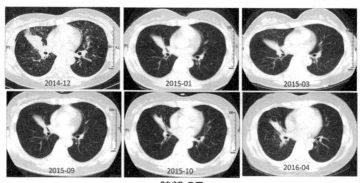

肺部 CT

下图为淋巴细胞百分比的变化，说明了在治疗过程中免疫状态的改变，而单纯靶向治疗和中药治疗是很难逆转肿瘤带来的免疫抑制的。

我同学从发病到现在已经5年了，这是一个小小的奇迹，我们也正在想办法如何能够让她的生活质量更好些，我们也期待有更好的肿瘤治疗方案出来，一起创造更美好的未来。

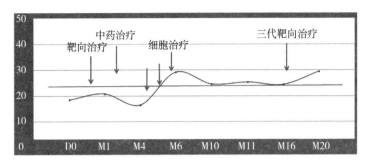

淋巴细胞百分比的变化

　　肺癌是国内发病率第一的肿瘤，身边朋友挺多的，以下再分享一个案例。

　　某中年帅哥，50岁出头，家里顶梁柱，公司擎天柱，平时身体健康，最近3个月突发腰背部不适，逐渐疼痛起来。他到医院检查，磁共振成像（MRI）发现脊柱和全身多处骨头有溶骨样改变，实验室检查结果显示肿瘤标志物升高，提示多发骨转移。骨髓穿刺病理提示小细胞癌，肺部CT提示右肺上叶1cm占位改变。诊断考虑为小细胞肺癌，多发骨转移。从有身体不适，到瘫痪卧床不起一共3个月时间，现实很残酷。

　　辗转北京多家大医院咨询后，开始化疗。早期化疗非常有效，肿瘤标志物迅速下降，身体状态恢复。但因为多发骨转移导致病理性骨折，患者无法站立起来。化疗进行到第5

个疗程时，挑战又来了。

肿瘤标志物不仅没下降，反而升高了，追加第6次化疗，肿瘤标志物飙升，几乎回到治疗前水平。这说明化疗耐药了，再加几十处骨转移，无法放疗，于是选择PD-1治疗。这期间进行基因检测，没有靶点突变，但是也经验性选择靶向药物治疗。在两个疗程免疫抗体药物治疗后，肿瘤标志物回到治疗前水平，所有的努力，在这一刻归零。而从发病到现在，仅仅6个月时间而已。

晚期肿瘤，化疗耐药，放疗做不了，靶向药物治疗无效，PD-1治疗无效，中药吃不下，还有前进的路吗？所有的努力几乎走到了尽头。

不过还有希望，因为有个中国好姐姐！

患者的姐姐非常善良，非常爱他。疾病来得太突然，所有人都没有心理准备。姐姐从外地归来，想尽办法帮助弟弟寻医治病。在走投无路的时候，患者的姐姐找到了我们。

我们从免疫的角度分析了疾病的治疗过程，患者的淋巴细胞百分比非常低，为10%～17%，处于一个免疫衰竭的趋势，而且是跟着化疗一路降低下来。所以后期肿瘤标志物的升高，不是化疗对肿瘤没效，而是化疗对免疫细胞更敏感，

肿瘤标志物变化

项目 项目名称	CEA 癌胚抗原	CA125 糖类抗原 125	NSE 神经元特异烯醇化酶	CY211 细胞角质素片段 19	SCC 鳞癌相关抗原	ProGRP 胃泌素释放肽前体	备注
正常范围	0 ～ 5	0.1 ～ 35	0 ～ 24	0.1 ～ 4	25.3 ～ 69.2	0 ～ 1.5	
2017/04/26	2930	431.1	19.4	5.01	0.59	1191	二化前
2017/05/22	606.1	82.23	13.43	2.54	0.61	494.7	三化前
2017/06/21	221.8	61.33	14.67	2.48	0.54	455	四化前
2017/07/18	177.6	86.24	16.46	3.11	0.36	642.8	四化后一个月
2017/08/16	736.1	275.7	45.07	8.82	0.53	1811	五化前
2017/09/13	1655	419.2	23.68	7.71	0.66	2256	六化前
2017/10/16	1151	440.9	62.39	14.27	0.6		六化后一个月

导致肿瘤细胞的死亡远低于免疫细胞的死亡。化疗在打敌人的同时，也误伤了自己的免疫卫士。

此时身体王国几乎一片焦土，多发骨转移进展，肝脏、肾上腺、胃肠道等处内脏出现多发转移灶，淋巴结多处转移，免疫防线几乎崩溃。如果还有一线生机，那么一定是需要加强免疫防线，而最直接的办法就是自体免疫细胞治疗。

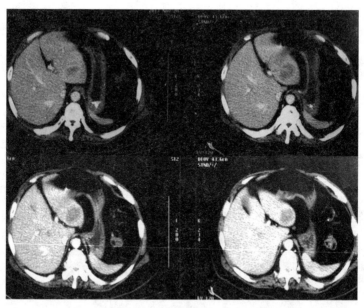

CT 片

增强CT显示：肝左叶肿物，大小4.3cm×3.6cm，考虑恶性，转移可能大。肝内另见多发微小结节及可疑结节，性质待定，必要时结合MRI检查。左侧肾上腺结节，大小约1.4cm，较前增大，环形强化，考虑转移。胃左区新出现肿大淋巴结，考虑转移，大小约1.0cm×0.6cm。

中国好姐姐没有犹豫，同意参与免疫细胞的临床试验计划。从患者体内抽出的淋巴细胞，经过艰难的培养后，回输到他自己体内，而奇迹就这么发生了。

第一次免疫细胞回输后，患者有了很好的身体反应，精神状态、消化功能和疲惫不舒服的感觉明显缓解。持续几个疗程的免疫治疗后，我们监测肿瘤标志物开始出现了下降的趋势并一路降低。经过半年左右的免疫细胞治疗，患者虽然还是瘫痪卧床，但是完全处于一个正常的精神和身体机能状态，家人们和他一起度过了最有爱的一段时光。

免疫细胞治疗之前，我们监测患者T细胞水平仅为16.8%（正常应该是50%～80%），MISS免疫评分-4分（刚打完PD-1不久，免疫细胞都在激活状态，不过是残兵之勇），经过三次免疫细胞治疗后，T细胞水平恢复到19％，MISS免疫评分–17分（水落石出，这是免疫力的真实水平）。继续三个疗程的治疗后，MISS评分提升到–11分左右。后来继续治疗下去，整体T细胞水平恢复到63％，MISS免疫评分–7分左右。免疫防线终于修复到了该有的样子。

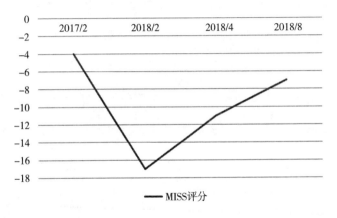

MISS 免疫评分变化

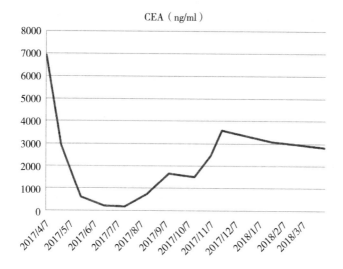

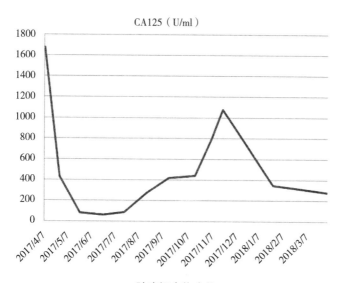

肿瘤标志物变化

　　MISS评分的变化，说明免疫细胞水平的提高是肿瘤治疗的一个关键因素，而肿瘤晚期导致的免疫抑制状态是很难被彻底纠正的，也说明了在和肿瘤斗争的过程中，需要持续关注和调节免疫力。

　　再好的方案，也要面对现实。患者再也不能重新站起来了，而病理性骨折带来的深入骨髓的疼痛还需要患者默默地承受。这是大家都不想看到、不忍面对的现实。8个月后家属主动放弃了所有的治疗，再4个月后，患者离去。

　　有爱的时间，即使再短，记忆里也是深长。

第二章

癌中之王的臣服
——胰腺癌的免疫治疗

有些回忆是快乐的，有些回忆是痛苦的。

胰腺癌是癌中之王，从老师的老师那个年代起就没有好办法，这么多年过去了，针对胰腺癌的科技文章和研究成果虽然很多，但胰腺癌五年生存率仍然很低。

究其原因，还是我们对付肿瘤的手段不够，对肿瘤的理解有偏差。2010年，免疫细胞治疗获得诺贝尔医学奖，打开了免疫治疗肿瘤的大门，也带来了肿瘤治疗的新希望，可以让医生有更多的思考和办法去征服胰腺癌。

女性朋友，正值芳华，长期劳作于救死扶伤的一线，导致华发早生，日渐疲惫，身材消瘦，仍不辞辛劳，忽略健康。

曾参加单位体检，因为忙于工作，根本没有时间查看检测结果。等看到体检报告时已是3个月后了，惊见CA199

显著升高。遂再急查肿瘤标志物，CA199升高至3600U/ml，查上腹部增强磁共振成像：考虑胰腺体部肿瘤，邻近组织境界欠清，脾脏动静脉受累；腹腔及腹膜后多发淋巴结肿大，考虑淋巴结转移；肝左叶占位，考虑肝内转移，肝右叶信号不均，考虑血供异常所致；肠系膜上静脉栓子形成，考虑癌栓可能性大，见以下两图。自病以来，无其他不适，回顾体重在1年内有下降趋势。家族病史中，父亲为胰腺癌患者。

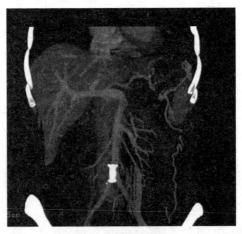

术前影像学检查

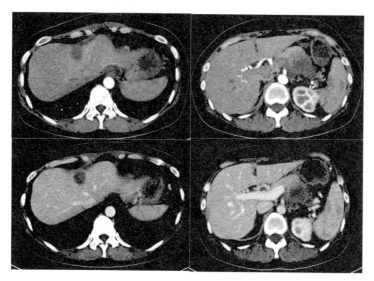

术前影像学检查

这个病例诊断简单明确，胰腺癌、肝转移、脾血管侵犯、肠系膜上静脉癌栓。已经没有手术治疗指征，放、化疗不敏感，晚期胰腺癌平均生存期3.5个月左右。

作为治疗胰腺肿瘤的医生，我可以做什么？

从理论上讲，什么都不做或许就是最好的选择。朋友跑遍北京其他治疗中心，基本都是这个结论。

生存遇到了挑战，生命开始倒计时。

朋友有难，我心有不甘，必须要做点什么。冷静下来，结合过去这么多年胰腺治疗的经验和在国外学习的免疫知识，进一步追踪最新的胰腺癌治疗进展，我提出了一个突破常规的治疗方案。

这个方案的重点在于：首先能够保证腹腔肿瘤局部无瘤切除，这需要联合血管切除，异体血管置换技术；其次要保证后续治疗有效，尽可能杀灭残存肿瘤细胞，这需要有定制性多靶点的免疫细胞治疗技术。万幸的是，这两个技术我们目前都已掌握。

天无绝路，向死而生吧！

D-1	D0	D1-8	D8	D10-13	D14	D15	D16	D20-23	D24	D25	D30	D35-38	
取外周血淋巴细胞培养1次	手术+留取组织标本	术后快速康复管理	术口切口拆线恢复自如活动	定制靶向细胞回输1次	取外周血淋巴细胞培养2次	中药治疗调节身体口服二甲双胍	介入导管灌注化疗1次	定制靶向细胞回输2次	取外周血淋巴细胞培养3次	选择靶向抗体治疗+PD1	介入导管灌注化疗2次	定制靶向细胞回输3次	联合静脉化疗药物治疗

术前制定的个体化治疗方案

经多方讨论，一致决定采用这个方案，去走一条别人没走过的路！

手术如期进行，行全胰、十二指肠、脾及部分胃切除，门静脉及肠系膜上静脉联合切除；异体血管置换，肝脏转移灶超声定位下完整切除，淋巴结清扫术，术野氩气刀灭活可能脱落的肿瘤细胞。

术后病理结果：肿瘤浸润胰腺周围脂肪组织，局灶累及消化道肌层结构，未见明确黏膜组织，结合临床考虑为累及局灶空肠。肿瘤累及肠系膜上静脉管壁肌层，未累及胃、脾、胆囊、十二指肠、肾上腺组织。十二指肠壁内见异位胰腺组织。胃断端、十二指肠断端、肠系膜上静脉切缘净。淋巴结可见癌转移（5/44）。（肝Ⅲ段结节）小块肝组织，被膜下局灶肝细胞坏死，中性粒细胞浸润，周围肝组织汇管区少量淋巴细胞浸润。未见肿瘤。（肝Ⅷ段结节）（Ⅳ段肝）肝组织内可见腺癌转移。pT3N2M1，Ⅳ期胰腺癌（美国癌症联合会第八版，AJCC）。这个结果说明肿瘤以局部生长为主，完整的肿瘤瘤体切除可能给后续治疗带来机会。

术后2天胃管拔除，6天内引流管全部拔除，可下地活动，8天间断拆线，10天完整拆线，正常进软食，实验室检查指标几乎全部正常，患者手术后恢复顺利。

依手术前方案，我们已经培养靶向性的淋巴细胞，用患者自己的肿瘤组织标本，处理后表达肿瘤抗原，定制出个体化的多靶向的杀伤T细胞。术后10～14天，开始自体免疫细胞治疗。在第一个疗程免疫细胞回输时，出现了严重的治疗反应，回输后2小时开始出现寒战、高热，体温达到40℃，经用退烧药物处理，24小时后完全缓解。实验室检查发现转氨酶和胆红素轻度升高，肝脏周围出现炎症性渗出，提示免疫细胞在肝脏局部进行了一次严重的靶向攻击。又连续进行2个疗程的免疫治疗，虽然出现了轻微的治疗反应，但是没有严重的发热出现。在免疫治疗期间，患者生活质量几乎和正常人一样。

在免疫治疗基础上，我们发现CA199下降到400U/ml，然后有缓慢升高趋势，检查没有发现明确的转移灶。在术后2个月左右，开始进行介入导管下腹腔干动脉化疗联合外周静脉化疗。选择两联药物方案，治疗后CA199有暂时稳定趋势，中间选择不同中药治疗辅助。这期间营养状态稍差，化疗后胃肠道反应较重，肝脏有脂肪肝表现。

后来朋友去美国最好的肿瘤中心咨询，基本原则还是免疫加化疗，但是化疗方案为三联用药，加大了治疗的剂量。朋友虽然坚持化疗治疗，但在术后8个月时，CA199还是有升高，出现左侧肋骨和骶骨的孤立转移，行局部放疗，骨转移稳定。术后10个月时，出现左侧胸腔癌性胸腔积液，全身加局部胸腔化疗控制不理想。后行免疫细胞左侧胸腔灌注治疗，胸腔积液控制稳定。术后12个月，出现左侧胸膜和肺部显著转移灶，继续化疗，联合免疫细胞治疗1个疗程。术后14个月，肺部病情进展较快，免疫细胞培养困难，在体外几乎无法生长。术后16个月，朋友仙去。

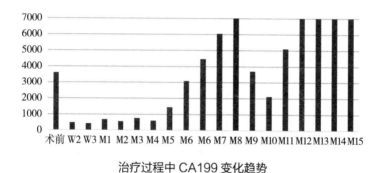

治疗过程中 CA199 变化趋势

在整个治疗过程中，免疫状态检测显示MISS淋巴细胞评分为一直为负分，免疫状态一直没有恢复到正常水平，处于重度抑制免疫状态。到最后时刻，免疫状态衰竭，免疫细胞无法在体外培养生存，因此导致患者死亡。

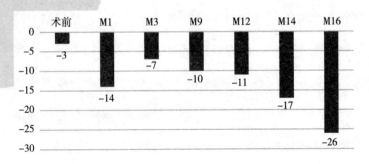

治疗过程中 MISS 免疫评分指标变化趋势

伊人西去，芳音犹存，心碎感念，不忍回想。

医路艰辛，抬眼望去，仍有更多的肿瘤患者需要合理的个体化治疗方案。从医这么多年，在胰腺癌的治疗上，收获更多的是沮丧和失败。我之所以能够用这样一个特殊的、超出常规的治疗方案，为我朋友争取到了一段时光，其实也是在之前那么多病例基础上的感悟和积累。

治疗的进步，不仅需要医生不断地努力，患者的配合和支持也非常重要，这样我们才可以从血泪教训和挫折中走出一条后人受益的路。我从朋友的治疗过程中，总结了几点感悟，希望用这样的经验，给其他患者更多生的机会。我想这也是我朋友的期盼和内心吧。她生为医生，治病救人为己任，劳作累倒，她作为患者离开，更想留下探索的经验和体悟，遗芳他人，得友如此，内心泪崩。

几点感悟：

1.胰腺癌手术治疗仍应是第一选择。侵犯静脉血管的胰腺癌可以联合静脉血管切除，甚至有需要的可以联合动脉血管切除，这样可以达到手术根治的彻底性。局部侵犯其他脏器甚至肝脏局部孤立转移的患者，手术仍然可以考虑作为治疗的选择，联合其他治疗措施，可能会有很好的效果。

2.手术后早期，迅速恢复免疫状态是很重要的。自体免疫细胞结合定制的肿瘤靶向抗原刺激，可以迅速提高免疫力，同时清扫残存的肿瘤细胞，起到非常好的效果，应该作为术后第一辅助治疗选择。

3.有淋巴结或远处转移的患者，腹腔干介入动脉化疗或全身静脉化疗也是必需的，能够进一步清剿残余肿瘤细胞，但应监控免疫状态，防治过度免疫状态降低。化疗和免疫细胞治疗可以间隔进行。

优先选择腹腔干介入局部化疗，然后根据病情需求进行全身静脉化疗。西方的常规化疗方案，一般中国患者身体承受不住，建议个体化用药和小剂量。化疗过程中监测免疫状态。

4.晚期肿瘤患者，不要一味追求无瘤、追求肿瘤标志物阴性，要有和肿瘤共生的理念，带瘤存活，做好免疫，成为慢性病程。

胰腺癌几乎没有靶向治疗药物，中药可以作为辅助治疗。建议以调整维持身体内环境为主要目的，不要强行依靠中药杀灭肿瘤，否则将带来严重的消化道反应，生活质量显著下降，反而降低免疫力。

5.强大的生存信心很重要，不放弃任何生存的希望，但也不强求任何远期结果。随其自然，提高生活质量，过好每一个当下时光。

肿瘤患者晚期消耗衰竭导致死亡，究其原因，我们观察到的是免疫系统的崩溃导致，这里有患者身体的原因，也有肿瘤的因素，还有不恰当治疗的后果。免疫系统崩溃的患者（免疫细胞在体外培养不生长增殖，MISS评分在–20分以下的患者），放、化疗会加速肿瘤进展，短期内死亡（1～2个月）。对于免疫衰竭或严重降低的患者，PD-1的治疗也是无效的，反而会加重病情进展，带来更多的副作用。

针对上面同样的一个病例，我的一个好朋友、好同事的思考如下：

我的挚友小花（化名），也是我的同事，在罹患胰腺癌16个月后，她走了，作为她最后一程的主治大夫，没能为她争取更多的时间，让这个阳光坚强、勤奋上进、豆蔻年华的好大夫过早离开，心里感到万分遗憾！

小花于2016年11月确诊胰腺癌，发现时已经出现门静脉侵犯和癌栓，肿瘤转移到肝脏，是没有手术治疗机会的晚期肿瘤，北京多家医院不建议手术治疗，预期平均生存时间3~4个月。为了挽救同事，朝阳医院贺强主任团队结合最新技术进展，突破常规治疗理念，制订了一个全面的以外科治疗为突破点的多学科综合治疗方案，期待能够创造奇迹。

首先贺强主任团队凭着高超的技术，将一个已经肝转移的侵犯血管的胰腺癌做到了R0切除，术后10天拆线正常进食活动。术后主要的辅助治疗包括，首先提高免疫力，消灭残存肿瘤细胞，个体化多靶点免疫细胞治疗，然后联合介入动脉化疗和全身静脉化疗。8个月后，针对胸腔积液局部治疗，针对骶骨转移放疗，针对左背部及骶尾部疼痛的对症治疗等。

一般认为，已经扩散转移至肝脏TNM分期Ⅳ期的胰腺癌患者，术后生存16个月已经是创造了奇迹，但还是有不少可以改善的地方。

经过术后一段时间治疗，肿瘤标志物降低后，还是处于缓慢升高过程中，术后8个月时，肿瘤标志物显著升高，开始参照美国方案持续静脉化疗。2017年10月至12月中旬，又给予化疗3个疗程。当时免疫评分MISS达到-11分，处于严重的免疫降低状态。外科的李大夫坚决反对这3次化疗，反复说，不能再打化疗了，会把本来就处于抑制状态的免疫功能打崩溃的。但是美国安德森医院专家的意见，加上CA199大于7000U/ml，总觉得化疗比不化疗强，以前对化疗对免疫的打击认识不太清楚，所以还是坚持把这3次化疗打完。

2018 年1月3日免疫专家徐教授会诊，认为不能再打化疗，应该以免疫细胞治疗、中医药治疗、心理疏导为主。2018年1月10—14日第四次去美国会诊意见：只有最后一种方案了，GAS 方案，20%的有效率，或者继续试一试免疫细胞治疗。本来还想看看美国有无新药或新的治疗方法招募患者，她可以参加，但结果是否定的，这一次会诊没有给她带来预期的有效方案，她非常绝望。

1月4日抽血做免疫监测，1月14日回报：MISS免疫评分为-26 分，处于免疫衰竭状态（正常0分）。自美国回来后，1月15日组织了一个院内会诊。会诊的结果是，不再化疗，继续加强免疫细胞治疗3次，服用靶向药物乐伐替尼。当时我对免疫评分将信将疑，毕竟这是个新东西，是否有预测价值还要观察。

1月4日，肺部CT怀疑左肺有小的转移灶。1月中下旬，小花左侧胸背部爆发性疼痛，疼痛剧烈，夜不能寐，原来的镇痛药无法缓解疼痛。1月26日，去外院疼痛科就诊，肺CT显示左肺下叶病灶直径达6cm。颈7胸4椎体转移，考虑在免疫衰竭和信心崩溃的双重打击下，肿瘤呈爆发性增长。看来MISS免疫评分还是有预测价值的。外院将奥施康定加量并辅以短效止痛药及抗焦虑药；针对椎体转移，去中国医学科学院肿瘤医院行放疗。

免疫细胞治疗如期进行，但后两次的效果赶不上之前了。之前每次输完免疫细胞后都觉得身体轻快，食欲增加，睡眠质量好，但后两次似乎没有多大效果。考虑此时效应淋巴细胞也处于衰竭状态，淋巴细胞的功能较以前差了。故2月3日免疫细胞治疗结束后，她没有立即再抽血进行淋巴细胞培养。

2月12日再次入院。由于不再做化疗，为了方便照顾，她住在自己的科室。当天抽血做淋巴细胞培养，准备进行第12次免疫细胞治疗。2月13日放疗结束。由于病魔的折磨，她的营养状况极差，体重减了30多斤，体重指数（BMI）减至16.5。入院后积极调整饮食，稀软饮食，少量多次，同时静脉营养治疗，输血纠正贫血，寻找并尝试一切镇痛催眠方法。经过一番对症治疗，2月24日以后，煎熬的疼痛得以控制，睡眠得以改善，每晚可以熟睡5～6小时，情绪也好了起来，对治疗再次充满信心。

为配合细胞治疗，考虑经过10多次的化疗，剩下的肿瘤细胞都是干细胞，或干细胞样的肿瘤细胞，对放化疗基本不敏感，故留取胸腔积液，重新找肿瘤细胞作为抗原。实验室反馈，可以找到肿瘤细胞并冻存，单等效应T淋巴细胞培养成功。

2月26日，该回输淋巴细胞了。可是实验室传来消息，淋巴细胞长得非常慢，需要继续等待。等待几天后，淋巴细胞长起来了，但经过检测，培养出来的主要是抑制性T淋巴细胞，杀伤肿瘤的效应T淋巴细胞很少。我们眼巴巴等待的结果泡汤了。3月5日，再次抽血进行淋巴细胞培养。医护、家属，包括实验室人员都特别期待培养的结果，包括她清醒的时候，也在念叨输细胞。4天后初步结果，效应T淋巴细胞仍然生长得很慢，可见免疫衰竭之严重。尽管消息让人沮丧，但免疫实验室仍然在努力培养着。

在免疫状态很差的情况下，她出现了肺部感染，很快出现二氧化碳潴留，酸中毒，意识障碍，仅仅1周的时间，就离我们而去。

最后20多天每天都会跟她聊几句，知道她对于生命的渴求，绝不放弃一线希望。虽然，即使她闯关成功，她仍然面临种种困境，但也不是穷途末路，毕竟，免疫研究所还在积极地培养细胞，还可以继续中医药治疗，没准又发现有新的疗法。果然，20天以后，《癌症发现》发表文章，认为胰腺癌与感染有关，研究者计划招募胰腺癌患者，进行抗生素联合PD-1抗体治疗胰腺癌……

我反复在想，如果后面的化疗没做，如果1周前没有肺部感染，她是否可以继续创造奇迹？第10～11次免疫细胞治疗，她自己感觉没前几次那么好了，究其因可能是此时的淋巴细胞功能已经很差，即使经过细胞培养扩增，功能也大不如前。肿瘤治疗后期，淋巴细胞功能一定是差的，可否在身体状况好的时候留取健康的淋巴细胞冻存，以备不时之需？

后几天，淋巴细胞基本上每天都在下降，是肿瘤所致的免疫衰竭？还是放、化疗后的免疫衰竭？或者是肺部感染所致的应急反应？抑或三者皆有可能？

愿天堂里不再有病痛，愿她的经历能给病痛的人们有所启示。生命不息，化疗不止，这个理念显然是错误的；免疫功能是需要保护的；营养状况是始终要关注的；疼痛是应该想办法缓解的；睡眠是一定要保证的；在非肿瘤原因导致危及生命的状况时，还是应积极抢救的。

癌症之王的胰腺癌治疗尚有很多能够改善之处，别的肿瘤应该有更多的提升空间。

感谢关心她的所有人！她的治疗过程中得到了很多人的帮助，在此一并致谢！

我不想再说什么了，一个亲人病例给了我们很多体会，留给未来的病友更多借鉴，每个人自己体悟吧！疾病无语，唯爱长存。

第三章

早期肿瘤的免疫治疗效果
——怎一个爽字了得

在这个肿瘤猖獗的年代，我们如何将肿瘤的危害减少，治疗后如何将复发风险降到最低？尤其是早期肿瘤患者，手术治疗效果很好，但术后的康复时间较长，而且肿瘤复发的阴影总是让人惶恐不安。为了防止复发转移，即使放、化疗副作用大，即使部分肿瘤患者有效，即使生活质量下降，很多人还是勇敢地选择放、化疗。这是很多专业指南规定的，听专家的话，跟指南走，总没错吧。

不过免疫时代来了，免疫治疗是否有效果呢？让病例说话吧。

女性患者，65岁，左侧乳房发现结节半年，约2cm左右，到乳腺外科就诊，医生建议手术，行左侧乳房改良根治术。术后病理：乳腺浸润性癌，非特殊型，淋巴结无转移，最大处直径1.3cm，pTNM分期pT1cN0，免疫组化：AR（++～+++弱阳），HER2（+++），ER（−），Ki67（+60%～70%），p53（+70%），PR（−），CK5／6阴性，E−cad（3+），ERFR（1+），P63（显示肌上皮缺失）。

患者于2018年1月进行了手术治疗。术后患者因为担心化疗副作用大，觉得自己无法耐受化疗的痛苦，并且自己从网上查找相关知识，认为乳腺癌对化疗不很敏感，所以放弃了化疗，于2019年7月选择免疫调理。患者术后进行免疫检测和免疫调理，下面两个图是免疫功能变化曲线。

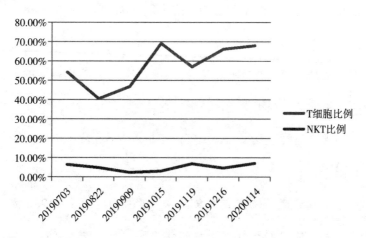

免疫检测数据图（T 细胞比例、NKT 细胞比例）

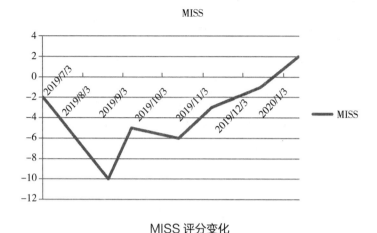

MISS 评分变化

　　患者于2019年7月、8月、9月、10月做了抗原特异性的免疫调理，每次都是根据免疫检测结果精准设计，从上图中曲线可以看出患者的免疫细胞和免疫评分逐渐提高，评分从–10分升高到正分。患者每月去复查肿瘤标志物，乳腺核磁、钼靶，生化全项，血常规等，没有复发。更大的收益是患者既往经常腰酸背痛、心情抑郁、失眠、精力体力不足，经过免疫调理，患者不仅不需承受化疗难以忍受的副作用，而且失眠、无力、抑郁、情绪低落等完全消失，恢复了青春的感觉，感觉"爽极了"。

　　2019年，有一个新的临床研究数据非常鼓舞人心。一项发表在《新英格兰医学杂志》上的研究显示，对激素受体（HR）阳性、人表皮生长因子受体2（HER2）阴性，未转移到腋窝淋巴结且癌症复发评分处于中等水平的乳腺癌患者来说，在9年的随访时间中，接受化疗与不接受化疗的患者在生存率等数据上几乎没有差异！也就是说，对于这些患者，手术后化疗是没有额外益处的！

以上也充分说明，有些指南是不合时宜的，需要与时俱进。为什么会有这么神奇的结果呢？下面这个图说明了一些问题。

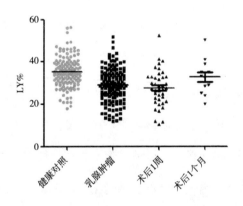

淋巴细胞百分比（LY%）

乳腺肿瘤患者因为有肿瘤的抑制因素，淋巴细胞百分比较手术前是降低的。手术后，去除局部肿瘤，对全身影响不大，因此术后1个月免疫状态迅速恢复，甚至超过手术前水平。所以相对早期、恶性程度低的肿瘤，靠自己免疫力就可以保持得很好。而常规的化疗，可能找不到需要清除的敌人（已经被手术消灭了），反而能降低免疫力，严重影响了生活质量。

同年，《新英格兰医学杂志》又发表一项结肠癌研究，入组研究的为来自12个国家的1万例患者。结果发现，化疗时间减半，从原计划的6个月减到3个月，竟然不会影响患者生存率。

看看这数据，随访6年，几乎一条曲线的感觉，非常完美。以后有些胃肠道肿瘤患者，可能因此而进行更加个体化的治疗，会达到更好的效果。

我们再来看看胃肠道肿瘤患者的免疫状态吧。我们的数据显示，胃肠道肿瘤患者术前存在淋巴细胞百分比降低，免疫状态低下，术后1个月也没有恢复到手术前的水平。据我们了解，术后3~6个月免疫状态才有可能恢复到正常。如果这个时期再不停地进行化疗，那么很可能是免疫状态最先被误伤，导致免疫力持续降低，或者难以恢复。

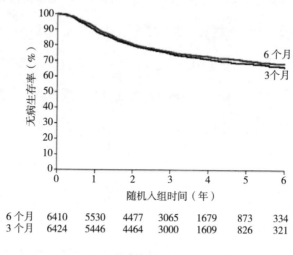

无病生存总人数

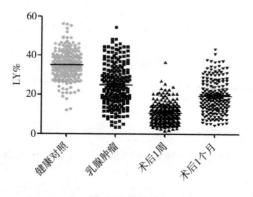

淋巴细胞百分比

我身边很多个案的病例。有一个37岁女孩，乙状结肠肿瘤，手术达到根治。术后为防止复发转移，半年内做了十几次化疗，二十多次放疗。结果术后6个月全身复发，术后9个月全身转移，术后1年离去。一个73岁老阿姨，横结肠癌肠梗阻，急诊手术根治性切除，术后拒绝放、化疗。免疫细胞调理3个疗程，目前开心健康存活，无复发转移。

我岳父，70多岁，长期吸烟，近期咳嗽，拍片发现肺部1cm占位，既往有家族史。请专家胸腔镜切除，诊断肺腺癌。术后仅免疫治疗3个疗程，康复至今3年。第二年后，因长期被动吸烟，岳母肺内也发现小结节1.2cm，同样微创手术切除。出院时，她走路都喘，身体特别虚弱。术后免疫治疗3个周期后，孩子看到外婆，说外婆恢复得特别好。他们回到老家，邻居说好久不见，哪里去了？他们说去北京看女儿了。邻里没人觉得他们是术后患者，生活质量非常好。

老话说，手术伤元气啊，其实就是伤害免疫力，自己恢复需要时间比较久，甚至有些人再也回不到正常水平。而术后早期及时进行免疫细胞治疗，能够快速恢复免疫力，恢复阳气，帮助我们第一时间建立对抗敌人的防线，不仅生活质量好，也会更好地战胜肿瘤。

我的一些老患者，经过免疫调理后，一般术后1个半月左右就恢复了正常的生活。在此基础上，再进行相关的肿瘤其他方案治疗，整体的生活质量非常好。

第四章

免疫治疗联合作战
——兄弟同心，其利断金

"上阵亲兄弟，打仗父子兵"。老话说的就是好。针对肿瘤这个黑社会，一定兄弟一起上阵，这个仗才有打赢的机会。

其实治疗肿瘤就是一场战争，是我们的免疫系统和肿瘤不死不休的斗争，我们的先进技术和临床医生只是这场战争中的可变因素而已。既然要打仗，那么战略和战术都需要精心布局，才有战胜的希望。

肿瘤瘤体是敌人的大本营，淋巴结和肿瘤附近的血管是敌人前哨和出入的要道，远处外周血中还有潜伏的特务，而紊乱的体内环境，不平衡的免疫防守，出现了漏洞，这是敌人生存发展的根本。

我们的免疫系统是体内的卫士。发生肿瘤的患者，免疫力普遍低下，免疫系统中战斗力强的效应细胞数量低下，功能疲软，难以清除肿瘤。而免疫系统中的调节性细胞，被敌人策反，暗中勾结，进一步加重体内和肿瘤局部的免疫抑制，建立肿瘤局部免疫逃逸机制，让肿瘤这个敌人继续猖獗。

因此，要想彻底战胜肿瘤，首先要打掉敌人的大本营，然后要切断敌人的哨所和出路，还有要消灭潜伏的特务，最后应全面改变肿瘤生存的环境，这样才有胜利的可能。因此，外科手术以及介入、精准放疗、冷冻等，都可以在第一个层面起作用，而化疗、靶向药物和细胞治疗在处理潜伏特务时有优势，最后通过中医中药、心理调理、饮食和健康管理，全面改善身体素质，全民皆兵，胜利就到来了。

为解决肿瘤治疗过程痛苦、治疗方案割裂的痛点，我们开创了一个全面的肿瘤治疗理论，以免疫为核心的肿瘤绿色治疗模式。其主要包括四个层次的治疗，第一层次是消灭肿瘤主体（外科为主的治疗手段），第二层次是清剿残余肿瘤细胞（靶向细胞、抗体、化疗等），第三层次是全面提高免疫力（非靶向细胞、中医药等），第四层次是巩固胜利成果（身心灵帮扶，慢病理念）。这四个层次的个体化治疗体系，以免疫管理为核心，整合肿瘤治疗流程，带来肿瘤个体化治疗理念创新，开创了肿瘤高质量慢病生活时代。

在这个治疗过程中，免疫细胞治疗技术可以在每个层面都起到很好的作用。首先，在手术后患者的免疫状态最低下时，进行非靶向的树突细胞和CTL细胞的治疗，可以迅速地提升免疫状态到接近正常状态。我遇到过几个患者，术后淋巴细胞百分比，从10%左右一下可以增高到30%多。这说明，通过免疫细胞治疗方法，我们的战斗部队数量和质量都达到了正常水平，可以进行下一步战斗了。

手术的患者，我们会取到新鲜的肿瘤标本，进行处理后，针对肿瘤新生抗原，我们可以生产出只靶向自己肿瘤的免疫杀伤细胞，这就是我们的特种兵，可以在手术后回输到体内，清剿残余的肿瘤敌人和潜伏的特务。

如果患者病理回报没有明显的淋巴结转移，那么出院后恢复期就可利用中医中药、心理辅导、健康管理等，进行全面身体康复调理。如果术后淋巴结转移较多，恶性度较高，那么可以增加精准的放、化疗和靶向药物，进一步在免疫恢复的基础上进行高效的打击。

对于晚期肿瘤患者，敌人的大本营无法端掉，战斗部队淋巴细胞百分比在10%左右，基本没有足够的战斗人员和战斗能力。因此，我们可能需要用DC、NK、NKT、CTL等细胞手段，先把患者的普通免疫状态提升上来，提高到正常水平，第一步就达到阶段性目标了。然后在这个基础上，把免疫刹车靶点药物加上，解除免疫抑制状态，促进免疫系统的整个战斗力，免疫战士就会更凶猛地杀向肿瘤敌人。

上面是非特异性的，在此基础上，如果能取到肿瘤抗原或者用肿瘤多肽，体外培训出更好的靶向免疫特战队员，或者用CART技术，编辑出靶向性免疫细胞，进一步加强战斗力，结合其他的治疗方法，晚期肿瘤就有战胜的可能。即使不能彻底战胜，也有可能把对肿瘤的战争变成慢病管理模式，长期和平共处。

我遇到几个出现远处转移的晚期肿瘤患者，在上面理论的指导下，经过系统治疗，最后达到了长期无瘤存活的状态。

一个曾经很漂亮的女性患者，我见到时病情如下：卵巢癌术后2年，盆腔局部复发性肿块，压迫附近血管，盆腔淋巴结转移，肿瘤侵犯乙状结肠，导致不全肠梗阻，肝脏孤立转移4 cm。患者全身消瘦，躺卧在病床上，明显的晚期肿瘤恶病质表现。

第一眼看去，我觉得情况不是很好。

如果不做治疗，估计生存期3个月左右。如果积极治疗，大概率是肿瘤再次复发转移，极大可能出现术后恢复不顺利，长期住院接受化疗或者受并发症的折磨。她和家属能承受打击和痛苦吗？

患者还年轻，40多岁，她先生态度非常坚决，只要有一丝希望，也要抢救他爱人。因为他知道，没有退路，什么都不做，只有不归路了。爱又一次显现了奇迹，我们所有会诊的医生都感受到了他们的爱，也给了我们前行的勇气。于是决定为他们拼一次。我提出了绿色治疗模式，他们同意。

手术比想象得久，早上九点妇科医生开腹探查，普外专家上台切除结肠，做吻合，然后妇科专家再上台，切盆腔肿瘤，清扫淋巴结。晚上我上台，肝脏肿瘤射频消融。晚上十点手术结束。

术后按计划进行康复和后续治疗。我因工作忙，直到她出院也没有去妇科病房看她。心里还是感觉，大概率是个术后短期内复发，肿瘤再次进展，需要极其痛苦的化疗等辅助治疗，我不忍再次面对躺在病床上那渴望求生的眼神。

4个月后，在医院的走廊上，一个美女款款走来，见面突然说："谢谢李大夫，你救了我一命，好久没有看到你啦。"我愕然，这美女应该没见过啊，肯定不是我最近做的手术患者啊。看我这状态，美女哈哈一笑，说出她的名字，她的治疗经过。我才反应过来，原来是妇科的那个患者。

绝对是两个人，上帝一定变了魔术，怎么可能是一个人呢？眼前这个所谓的患者，美丽、自信、大方，是一个正常的健康人。而这个魔法棒，应该就是免疫吧。

人间有爱，就有奇迹。

还有个病例，也可以称为奇迹的治疗过程。

一个73岁阿姨，体检发现CA125轻度升高，98U/ml，超声提示右侧附件2cm左右囊实性肿瘤，请专家会诊未给予处理。半年后，阿姨身体出现不适，下腹部隐痛不适，体重下降。检查发现CA125升高到632U/ml，超声提示右侧附件囊实性肿瘤9cm×7cm，MRI和CT均提示卵巢占位，盆腔淋巴结肿大，大网膜和腹膜增厚，不能除外肿瘤转移。

胃肠镜除外肠道肿瘤可能，其他检查完善后，行腹腔镜探查手术。术中发现卵巢囊实性肿瘤，最大直径9cm，腹膜粟粒样种植转移，大网膜也有转移，盆腔淋巴结转移融合，轻度肠道粘连。取腹膜转移灶送病理后，因无法手术切除肿瘤，关腹。诊断考虑卵巢癌腹腔转移，为Ⅳ期改变，手术无法根治切除。建议术后规范化疗，可以考虑联合免疫细胞治疗。

术中留取了肿瘤组织，为术后个体化定制靶向免疫调节方案提供了关键支持。在术后常规化疗后，立刻进行免疫细胞治疗。联合治疗1个疗程后，阿姨入院复查，发现CA125降到正常水平，29U/ml。主治医生觉得很神奇，化疗一次见效的常见，但是一次化疗后降到正常的基本没有，考虑可能是化疗联合免疫细胞治疗的效果，做到了强强联合，达到1+1>2的效果了。

继续乘胜追击，再连续2个疗程化疗联合免疫细胞治疗。完成3个疗程化疗+免疫细胞治疗后，患者症状逐渐缓解，化疗副作用轻微，精力、体力好转，CA125持续维持正常范围，患者白发逐渐变黑，体重增加，精神状态好转，可高质量正常生活。复查影像学检查，卵巢病灶缩小到5cm左右，大网膜和腹膜的转移改变缓解。

有了这个治疗基础，主治医生大胆决定，可以考虑再次手术探查，看看有没有争取手术的机会。二次手术探查，发现腹腔粟粒样种植转移灶全部消失，大网膜癌变小，肠道粘连消失，卵巢原发灶缩小到5cm×6cm，出现了手术根治的机会，因此行全子宫附件根治性切除、大网膜切除、盆腔淋巴结清扫。手术后无并发症，常规恢复出院。

手术后先免疫调理3个疗程，然后化疗联合免疫调理3个疗程。患者治疗期间睡眠好，无感冒、感染等发生，机体呈现年轻态。

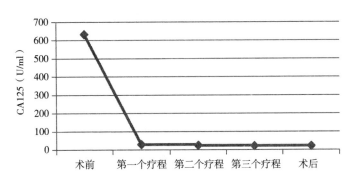

CA125 的变化

上图为整个治疗过程中CA125的变化规律。提示化疗和免疫细胞治疗的联合具有强大的杀伤肿瘤的效果。

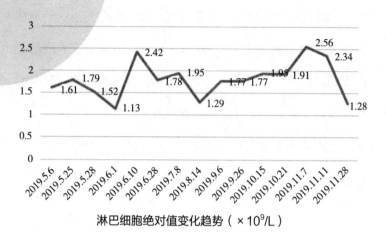

淋巴细胞绝对值变化趋势（×10⁹/L）

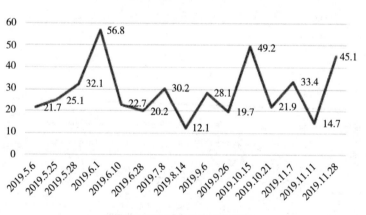

患者淋巴细胞百分比变化趋势

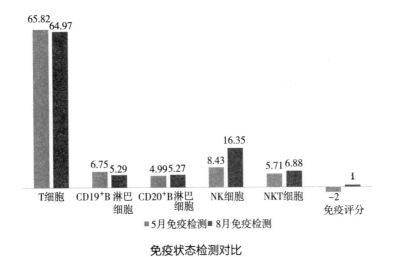

免疫状态检测对比

目前已经术后半年了，还是无瘤存活状态，生活质量很好，我们还在定期观察免疫，时刻提高警惕，保卫健康。

肿瘤这个黑社会，不好对付，如果想彻底突破敌人防线，消灭敌人，应该有两个思考。第一个是考虑这个黑社会如何搞乱、搞垮我们的；另一个就要想，为什么我会长出黑社会肿瘤？是不是我哪里做错了？我的防线在哪里？

能够回答出这两个问题，那么我们和黑社会打仗的时候，灵活多变，以免疫力之不变，取兄弟治疗手段之长处，迎战肿瘤之各种变化，取长补短，就可以达到"兄弟同心，其利断金"的效果。

第五章

亚健康免疫调理
——恢复青春不是梦

第一部分已经讲过，亚健康横行的年代"都是免疫低下惹的祸"。那么，改善亚健康最好的措施是什么呢？当然是免疫调理了。

亚健康是一种临界状态，处于亚健康状态的人虽然没有明确的疾病，但却出现精神活力和适应能力的下降，如果这种状态不能得到及时的纠正，非常容易引起心身疾病。亚健康即指界于健康与疾病之间的状态。世界卫生组织（WHO）曾经将这种机体无器质性病变，但是有一些功能改变的状态称为"第三状态"，我国称为"亚健康状态"。2019年，WHO又把工作倦怠定义为疾病状态，其实也就是亚健康被定义了。

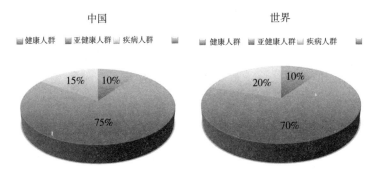

健康人群、亚健康人群和疾病人群的比例图

根据WHO的一项全球调查资料表明，全球真正健康的人只有10%，有疾病的人占20%，有70%的人处于亚健康状态。在我国亚健康人口数约占全国人口的75%，亚健康人群以中年人居多，但有年轻化的趋势。

人体在亚健康状态时虽然没有发生器质性病变，但它是人体走向疾病的一种状态，是疾病前的征兆。当人体进入亚健康状态时，免疫力会明显下降，很快会患上疾病。而且人体在亚健康状态中会出现失眠、易疲劳、记忆力减退、头痛等症状，导致工作效率与生活品质下降。

亚健康问题是值得人们警惕的健康问题，亚健康也是需要治疗的。现在对于亚健康的治疗调理方法基本上有3种：

中药调理法、西药治疗法和免疫细胞疗法。首先是中药调理，利用中药补气强身的作用，可根据不同体质，用不同的配方，但是疗程长，见效慢。西药治疗是通过向身体注射或服用缺乏的营养素或药物，缓解亚健康的症状，虽然见效快，但需要长期服用保持疗效，而且部分人会出现不良反应。

免疫细胞疗法是通过输入治疗剂量激活的免疫活性细胞，补充并替代人体衰老的、坏死的、突变的细胞，增强整个机体细胞活性，实现组织器官功能的健全，彻底治疗亚健康。这种治疗方法无任何毒副作用，见效快，维持时间长。

免疫细胞治疗方法可对人体内分泌、脏器功能、新陈代谢等方面进行改善，起到由内而外、全身性的调控；能够激活休眠和处于抑制状态的细胞，并通过旁分泌作用促进机体自身的修复，增强细胞活性，提高人体免疫力，消除亚健康症状。

免疫细胞抗衰老，恢复青春不是梦。

衰老可谓是一生之敌，想要延缓衰老，必须要从根源上解决，改善全身细胞的衰老状态，给身体注入新的活力。

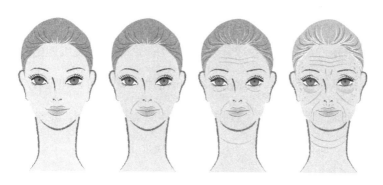

日渐衰老的皮肤

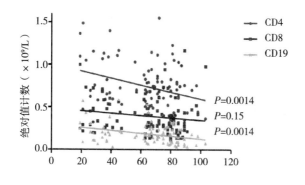

年龄与免疫细胞的关系

我们提过，真正衰老的根源是免疫细胞数量和功能的逐渐下降，这才是衰老的本质。因此，如果想延缓衰老，最有效的途径就是提高免疫力。而提高免疫力最有效的方法，就是回输免疫细胞。

通过补充激活的免疫细胞数量，提高免疫细胞功能，促进免疫细胞清除吞噬衰老细胞、坏死细胞、突变细胞的功能，从而实现改善整个机体细胞的活性，起到防止和延缓细胞衰老的目的。这个过程就是人体的大保修机制，定期清除，及时防患于未然，人体才会健康地走向未来。

做了免疫细胞抗衰老治疗后会有哪些变化？下面做一总结，每个人的表现都不一样，哪里免疫弱，哪里改善就好。

1.外在变化：刚开始皮肤变光滑、润泽，肤色变白；1个月左右细小皱纹减轻、变浅，面部色斑变淡；1～3个月后，头发可出现增多、白转黑现象，松弛的皮肤开始变得紧致以及肌肉变得紧实，女性乳房、小腹、臀部、大腿根部等部位变得紧致富有弹性。

2.免疫力增强，原来易感冒的人不再易感冒。

3.睡眠改善，不容易疲劳，精力充沛，记忆力好转。

4.肌肉变得有力，腰膝酸软、疼痛症状减轻。

5.食欲好转，腹胀、便秘现象减轻甚至消失，肠炎症状好转。

6.代谢率提高，减肥不再困难，体态发生变化，肥胖的人身材变苗条，脂肪重新分布，机体恢复年轻态。

7.提高人体机能，改善人体退变现状，使机体保持青春活力和年轻状态。

8.血脂、血糖、血压等体检指标可能出现改善的情形。

常见的改变如下图，大家看看有没有自己喜欢的，这样的身体才是健康的。

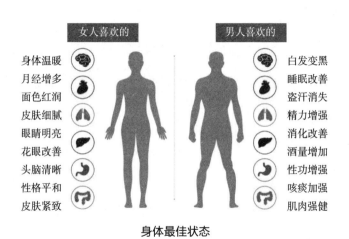

身体最佳状态

有人说"越早投资自己的女人叫作保养，越晚投资自己的女人叫作维修"。其实这句话适合所有人。

美女是个神奇的生物，从自己女儿的成长过程就充分理解了这一点。总有稀奇古怪的想法，总有各种异想天开的要求。女性爱美那是从1岁就开始的，骨子里带来的东西。女性想青春永驻、容颜永现，那是从青春期就开始的，谁也无法阻挡。

我身边朋友多，总有朋友咨询我关于保健、抗衰老、美容的事情，希望我给些建议。

其实，保健、美容、抗衰老真正的窍门和最核心的技术就是免疫力。

免疫力对女性有几方面的影响：免疫力好的女性，容颜皮肤年轻化；性格平和，机体衰老慢；内分泌稳定，生殖能力强。

举几个例子分享一下我的个人经验。有几个朋友，平时很注意保养，但却挡不住时光的侵袭、岁月的变迁和生活的考验。她们常规体检是正常的，免疫体检都有小问题，身体处于亚健康状态，皮肤松弛，脸色晦暗没有光彩。

机缘巧合，这几个朋友都做了免疫调节，慢慢地发现脸色都变了。一个朋友晦暗的脸色慢慢地绽放了光彩；一个朋友直接从惨白的脸色变成了人面桃花。她们都咳出很多黑色和灰白的痰，用朋友自己的话，不夸张地说，怎么自己都不知道肺部有一海碗的痰呢？为什么常规体检查不出来呢？

中医认为肺主皮毛。肺部不好，湿邪重的人，容易痰多；肺阳气不足的人，皮肤晦暗没有光泽。因此免疫提高，肺阳气上升，直接改变的就是皮肤和脸了。

我认识一位妙手名医，是医美整形高手。正好身边几个朋友请她做些医美保养，结果这位名医反馈，凡是免疫力好的女性，整形后皮肤恢复快，整体塑型效果好，能达到最完美的效果。因此，免疫力从内在调理清除，医美从外面精雕细刻，这是最佳拍档，才能产生最完美的效果。

女性内分泌正常很重要。有几个朋友从40岁起卵巢功能就开始早衰了，出现了月经量减少、雌激素分泌不足，身体出现肌肉和皮肤松弛，核心脂肪增多的改变。经过免疫调理，增强免疫力后，上述改变都在逆转。月经量增多，雌激素增多，皮肤细腻紧致，肌肉有弹性，尤其是盆底附近的肌肉有了强化，带来局部明显的改善，因此身材的管理就容易了。

现在社会，怀孕生孩子好像是个非常艰难的任务。非权威数据统计，15%的胎儿会在早期流掉，更别说那么多怀不上的朋友。身边有两对小夫妻，男孩子事业非常成功，女孩子温柔贤惠，可就是怀不上孩子。各种办法用尽，受了不少的罪，几乎快绝望了。碰巧都做了免疫调理，半年后传来喜讯，怀上了，现在孩子都可以满地跑了。

我在读书时，有老师就研究不孕不育，并研制出一个中药配方，效果非常好。深度交流后，老师说这个配方主要调节的就是免疫力。

免疫力相当于阳气，免疫力弱的女孩子，可能会出现宫寒的情况，因此受孕的概率就非常小，流产的机会多。免疫力好，女性盆腔环境阳气充足，雌激素也增高，给备孕、受孕提供了一个非常好的整体条件，这样怀孕的概率就会提高。

免疫是针对人整体的调节，整体状态的提升会带来很多意想不到的改变，这方面还需要积累更多的经验和数据。不过管中窥豹，也可以从几个小例子上找寻我们未来努力的方向。

身边很多人投资自己，买房、买车、买包、买化妆品，这叫成功人士。可是总有些这样所谓的成功人士，不舍得体检，不舍得健康管理，不舍得信赖健康专家。这样的人，可以称为"临时财富管理者"，因为没有了健康，其他都要归零，只是替别人管理罢了。

还是拿事实说话，我们一起看看一位54岁成功女性的抗衰日记，真实世界会告诉我们很多，有心的你，相信也会领悟很多。

《我的抗衰日记》

我24年前离开三甲医院开始从事药品的市场和销售工作，17年前第一次创业，5年前二次创业，一直在医疗和健康领域打拼至今。

创业者的生活，起早贪黑是标配，饮食不规律是常态。应酬时喝酒、暴饮暴食是不可避免的，赶项目、做标书通宵达旦也是家常便饭。看着出行有司机、豪车相随，打飞的、出入五星级酒店，打交道的客户都是国内顶尖的专家、学者、院长、处长和代理商等各行业精英，貌似光鲜亮丽的工作和生活，其实所承受的市场压力、资金压力和管理压力……种种压力如影随形，个中艰辛，"如人饮水，冷暖自知"。

话说到了2011年夏天，偶然发现自己乳房有肿块，经确诊为乳腺癌。经过癌块切除和淋巴结清除手术后，接受了20次放疗和5年的内分泌治疗。

经历了这一场大的变故，在经历过生死考验之后，我才幡然醒悟：以前的一切都是在透支自己的健康啊。金钱、名誉、地位在死亡面前都是过眼云烟，唯有健康才是人这一辈子最值得珍惜和拥有的。

生病以后，自觉地开始放慢生活节奏，对医生的话也是言听计从。天天按时吃药，定期复查。每次体检结果都未见异常，可是当时自己整个人就是感觉不舒服。整日里易怒、急躁；晚上失眠、盗汗、耳鸣；白天萎靡不振，面色晦暗、皮肤粗糙，没有精气神；潮热、膝关节痛、足跟痛等更年期症状也出现了。看着人很健康，其实走不了多远我就会气喘吁吁的。在家人和朋友眼里，以前虎虎生风的"女汉子"，现在都成了弱不禁风的"林黛玉"了。

2015年，因为对免疫细胞疗法治疗肿瘤的项目很感兴趣而进入免疫领域。随着国内外研究的深入和临床试验数据的积累，发现接受免疫细胞治疗临床试验观察的患者死亡率大幅下降，生活质量也得到很大的提高。很多试验结果令人振奋：一些患者化疗后长出的头发变黑了，皱纹少了，皮肤也紧致细腻了，整个人都青春焕发了。

看到免疫细胞治疗在癌症患者身上呈现出来的抗衰保健效果，我也按捺不住激动的心情，准备要在自己身上进行尝试。2017年3月，根据我的免疫检测结果（NK细胞只是正常值的一半），我先接受了NK细胞免疫调节。回输后1小时，就觉得身体微微发热，肌肉酸胀，好像发低烧感冒了一样，体温却不高，也就37℃。赶紧大量喝水，回家上床睡觉，约4小时后所有症状消失。第二天早晨起来不停地咳嗽，咳出不少白痰，嗓子眼立刻觉得轻松了许多。

调节后3个月，自我感觉没有什么改善，还是失眠、疲惫、乏力。但是半年没见的朋友看见我，都说我最近气色不错，皮肤很透亮，自己摸摸脸蛋也觉得皮肤细腻紧致了。因为主观症状改善不明显，3个月后又进行了活化T细胞（ACT）的免疫调节。还是有轻微感冒症状，3～4小时以后就消失了，当天晚上睡眠也不错，第二天早晨起来感觉神清气爽、心情舒畅。慢慢地睡眠也渐渐好起来，疲惫感消失了，酒量也增加了，面色红润、皮肤细腻光滑，头发也多了起来，体重没有太大改变，不过见到我的朋友都说我瘦了。

我的健康状态越来越好，每年冬天北京发生流感，被我成功地躲过了。过了一年，我开始觉得精力有些不够用，容易疲劳，而且又开始失眠，需要吃安眠药才能入睡，赶紧检测了一次MISS评分，才-3分，处于亚健康状态，于是又进行了一次ACT免疫调节。这次还是轻微的感冒症状，睡一觉就好了。第二天同事见到我都说我今天皮肤状态很好。

1个月后，我的睡眠开始好转，左膝盖和足跟痛也不知不觉就消失了，每年夏天必犯的日光性皮炎也好转了。到了冬天，不怕冷了，手脚冰凉的症状也消失了。2019年开始，公司的业务越来越多，我也越来越忙，可是我一点儿也不觉得累。在夏天的公司团建活动中，还和公司里的小姑娘、小伙子们一起骑行8公里+徒步6公里，居然没有掉队。

这两年我定期做免疫力检测评估和MISS评分，监测免疫力的变化曲线，根据检查结果，常规每年1次进行免疫调理保养。现在我感觉越来越好，工作再忙再累也能轻松应对，体重也回到了30岁前的水平。3年了，没有得过一场像样的感冒，最近新型冠状病毒肆虐，我调整好了心态，好好吃饭、好好睡觉、好好工作，有自己的免疫力护体，我安之若素，稳如泰山。

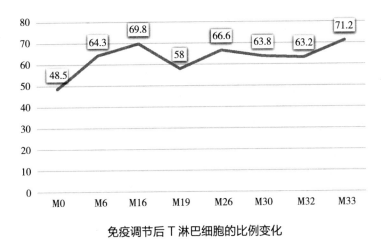

免疫调节后 T 淋巴细胞的比例变化

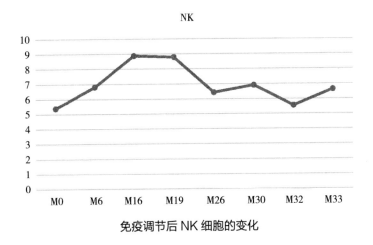

免疫调节后 NK 细胞的变化

　　免疫调节后，T淋巴细胞的比例在逐渐上升，达到了正常人的高水平。在肿瘤治疗后，我虽然很注重身体保健，但是T细胞的数量恢复还是出乎我的意料，那么低的水平，是亚健康表现的原因吧。

免疫调节后，NK细胞的变化也出现上升趋势，但是有反复，还是没有恢复到正常高水平，这也是很多肿瘤患者中发现的常见变化，应该值得重视。

NKT的表现优秀，在免疫调节后，很明显的逐渐上升趋势，这是个非常好的变化，说明身体在第一防线上有了很好的保障。

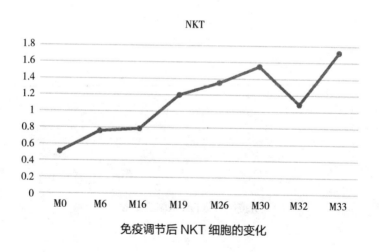

免疫调节后 NKT 细胞的变化

有了免疫调节，我的MISS免疫评分出现了稳定的上升趋势，逐渐恢复到正常人的0分，这是最开心的事情了。治疗初期的－4分表现也让我有了足够的警惕，看到踏实的免疫评分变化，对免疫调理的信心就更坚定了。

MISS评分

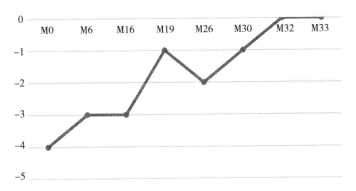

免疫调节后 MISS 评分的变化

这个抗衰日记能告诉我们很多，细节慢慢体会吧。免疫的改变，往往是在不知不觉中出现的，而免疫的调节，现在有了很多办法，呵护免疫，守卫健康，是可以实现的。

第六章

医生信赖的免疫治疗
——医生信赖的才是可靠的

众所周知，肿瘤治疗有三板斧。手术治疗是要切除肿块，最好是干净彻底地切除体内生长出来的坏东西；放疗是对肿瘤施加高能量照射，将局部肿瘤烧灼或消融掉；而化疗则是使用化学毒性药物对全身的肿瘤病灶和游走的肿瘤细胞进行地毯式轰炸。但患者的苦难经历已经证明，无论哪种单一疗法的治疗效果都是有限的。

免疫细胞治疗的目的是帮助癌症患者纠正抗癌免疫功能的低能和失能，促进免疫功能恢复到正常态或平衡态来与癌抗争，刺激机体能够继续与不断产生的癌细胞进行博弈并控制它们。

只要肿瘤存在，对免疫的抑制就存在，我们的免疫监测和免疫治疗就应该继续监测和补充。做一次免疫细胞治疗绝不可能将癌细胞全部斩尽杀绝，体内的免疫系统与癌细胞的博弈不会停止，是一个此消彼长的过程，需要动态观察。

肿瘤患者的免疫功能差，放、化疗会进一步抑制免疫清除能力，所以只有通过免疫治疗，才能提高患者的免疫力，起到治疗肿瘤的作用。前面的几个案例说明，免疫治疗对各期肿瘤都有较好的治疗效果，且没有副作用。但免疫细胞治疗有没有禁忌证呢？

免疫细胞治疗在这几类人群是应该绝对禁忌的：①怀孕或哺乳期妇女；②器官移植者不建议治疗；③严重自身免疫性疾病患者，评估免疫状态显著激活的；④不可控制的感染性疾病；⑤对本治疗中所用生物制剂过敏者；⑥T细胞淋巴瘤患者；⑦严重心脑血管疾病患者，如3个月内新发脑梗死、心肌梗死的患者。

掌握好禁忌证，治疗更安全。虽然免疫细胞治疗没有副作用，但存在治疗反应。尤其是免疫力低下的人，输注后可有寒战、发热的现象。一般回输半小时后可以发生寒战，然后出现发热，体温一般不超过38.5℃，绝大多数患者在2～6小时内可自行缓解。有些患者还可能会有肌肉酸痛，类感冒样症状，皮肤小斑疹等。这些都不需要特殊处理，1～2天可自行缓解。这些反应说明免疫细胞在体内开始发挥作用，开始杀灭敌人或清除垃圾废物等。

免疫细胞调节是一个身体大扫除的过程，类似于高级跑车的大保修。因此，发热恢复后，最大的感受是从内到外的清爽。

少数患者可能出现39℃以上高热，提示体内肿瘤负荷比较大，对免疫细胞治疗比较敏感；或者免疫状态特别差的人也会出现高热。这种情况可以服用退热药，用冰袋或湿毛巾、酒精擦浴等，一般1～2天内也会好转恢复。因此，这种安全性好、有效率高、无明显毒副作用、痛苦小、适应性广的疗法真的就如英国《每日邮报》所说，这种疗法是自化疗以来，癌症治疗领域取得的最大进步。

神农尝百草，才有中药起源。李时珍尝百草，写出《本草纲目》。

针对免疫细胞治疗，到底有没有效果，安不安全，治疗有什么反应，我一直有疑问，内心得不到答案，有点不甘心。这个事情自己要有体验，才可以向患者推广试验。

于是当实验室细胞培养条件和实验方案标准化，可以培养调节用细胞的时候，我就傻傻地抽了血，做第一个敢吃螃蟹的人。

回输那天，安排好一个单间病房，备好抢救车，叫好值班的医生和护士，嘱咐好抢救大法，然后胳膊一撸，来吧。

半透明浓稠的细胞缓缓进入静脉，进入身体，有点儿小兴奋，有点小紧张。慢慢地放松了心情，感觉和大学时候感冒输液差不多，不到半小时，细胞输完了。没什么感觉，一切顺利。

下午出去开个会，有点口渴，多喝了几瓶矿泉水，胃肠道稍微有点不舒服，好像很久没锻炼，一下子跑了1000米的感觉。晚上回到家，冲凉时有些咳嗽，然后剧烈地咳嗽几下，一下子出来两口黑色的痰。这种痰，上一次咳出来还是到拉萨的3天后。

一夜睡眠安稳深沉，没有一点梦境。一辈子睡懒觉的我，清晨第一次自然醒来，而且醒后头脑立刻清晰运转，不想懒床一分钟。正好周末了，马上出差到外地开会。进入北京T3航站楼，眼睛一下子感觉清亮无比，眼神有穿透感。

这个学术会议任务很繁忙，晚上与好久不见的朋友一起喝点小酒，叙叙旧。第二天又是自然醒来，竟然没有一点喝酒宿醉的感觉，头脑清晰，身体轻盈，张嘴没有酒气出来，愉快地开始新的一天。

通常一个大手术后（10小时起），身体和精神状态需要3天时间才能够恢复正常。而在免疫细胞调节后，身体的疲惫感减轻，精力恢复快，消化能力强，感觉恢复到了20年前的状态。

4年过去了，我还健在。我尝试了一条新的路，老天也眷顾我，给我开启了新的一片天。目前自己每年做一次免疫调理，做自己想做的事情，帮有缘能帮到的人。

我自己总结下来，免疫细胞调节有几点好处：①是安全的；②是有效的；③能够带来身体年轻态；④各脏器功能显著提高；⑤精力充沛；⑥可以长期维持效果。

我自己的体验安全、明确有效，我才可以面对患者和需要的人开展临床试验治疗。我有足够的自信和底气为所有需要的人服务，因为面对危险时，我一定走在你们的前面。

慢慢地，我身边的医生朋友们越来越多地走上了我这条尝试探索的路，有的是自己尝试，出现了白发变黑，感冒变少，精力充沛的表现；有的是为患者开展临床试验服务，看到了更多肿瘤患者顺利康复的笑脸。

我们看到医生对免疫细胞治疗技术，逐渐地由不信任、不了解、不接受到信任、了解、接受，并最终用起这个最好、最先进的武器，为更多的人服务。

每一个医生回顾自己的从医经历，何尝不是如此，尤其是肿瘤科医生。初设肿瘤专业时，满腔热情，面对顽疾总有一种初生牛犊不怕虎的劲头，以为自己掌握很多知识，但事实并非如此，面对每况愈下的患者——日渐消瘦的身体、逐渐加重的病痛、濒临死亡的绝望，医生的信心也在被消磨，痛苦和绝望充斥着他们的心。"治愈"是有时，不是"常常"，更不是"总是"，不管医疗条件多么先进，也不管他们花费多少钱，医疗不能治愈一切疾病，也不可能治愈每一个患者。

恶性肿瘤更是如此。即使是手术根除了，放疗和化疗也辅助了，但不久又复发，于是又开始下一个周期的手术、化疗、放疗……"生命不息，治疗不止"。

结果总是让人黯然神伤，治疗有何意义？医生的使命是什么？怎样是高明的医生？怎样才能给出最好的治疗方案？其实最好的老师是患者本人，最好的治疗方案是个体化的方案。这是我老师教给我们的，也是我教给我的学生们的。

你有病，我有药，没有缘，治不到。

我常说，医生不是万能的，没有缘分，人生擦肩而过。我们只是在自己的能力范畴内帮到与我们有缘的人。面对有缘分的人，如果能做到医患互相信任，家属和患者间有爱、有真情，那么一切皆有可能，奇迹就会出现。

面对一个肿瘤患者，好的医生应该能够做到个体化的治疗选择；优秀的医生，就会应用最新的技术和进展，灵活地超越指南进行合适的治疗。如果完全按照专家指南推荐的方案进行治疗，只是个合格的医生。

有了免疫细胞治疗的强大武器，面对早期病例时，医生可以更积极地去争取"治愈"；面对晚期病例时，医生不仅仅带来的是"去帮助，去安慰"，而是更有生活质量的长期慢性病体验，这样的肿瘤就没那么可怕了，不就是一个肉疙瘩吗！

我作为外科医生，之所以敢尝试免疫细胞治疗，不仅仅是有点傻、有点楞，更是因为我对免疫细胞有了二十多年的研究和了解。

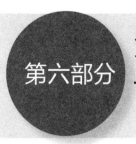

第六部分

免疫问答
——患者想知道的十万个为什么

亚健康群体常见问题解答

肿瘤患病群体常见问题解答

针对免疫检测报告的常见问题解答

针对器官移植患者的免疫评分指导意见

第一章

亚健康群体常见问题解答

>>

我怎么知道我的免疫力好坏，怎么检查？

评估免疫力有几个层次。第一个层次是血常规检查中的淋巴细胞百分比和淋巴细胞绝对值；第二个层次是初级免疫力评估（PISA分析），这是检测重要的淋巴细胞亚群；第三个层次是最精准的全面的免疫力评估，即MICA+MISS免疫评估和评分体系。如果无法进行检测，可以根据亚健康评估量表，通过症状和表现作出初步判断。

多长时间做一次免疫检测？

对于正常人来说，每年做1～2次免疫检测。如果是疾病人群，如肿瘤人群，那么在放、化疗前后或者是病情变化前后，疾病进展复发了，或者是换药前后，及时地监测免疫变化会比较有指导意义。而对于移植的人群，在术后早期半年之内，应测5次免疫状态。长期存活的患者，每年做2～3次的免疫检测。

免疫全面评估（MICA）和免疫量化评分（MISS）是什么检测？

免疫全面评估（MICA）和免疫量化评分（MISS）体系是国内外首创的免疫系统评估方法，通过对外周血淋巴细胞亚群进行全面检测分析，评估出免疫状态的量化分值，客观反映个体当前免疫状态。MISS 免疫评分体系以0分为免疫的理想平衡状态，负分为免疫功能下降，正分为免疫功能增强。

什么情况下免疫力会下降？什么样的人需要做免疫检测？

免疫状态和我们的健康状态密切相关，免疫力下降会直接导致人体的虚弱状态，也会直接诱发多种潜在疾病的发生发展。因此，无论健康人、亚健康人和患者都需要清晰地了解自己的免疫状态，尤其是有如下情况时。

1. 面对重大负性事件和严重的生活压力时，免疫力会显著下降，如工作生活面对巨大压力、长期过劳工作、生活不规律、面临重大突发事件等情况下。

2. 肿瘤、自身免疫性疾病、器官移植等人群，需要密切关注免疫状态，关注免疫量化评分的情况，对个体化治疗方案制订和评估治疗有效性等方面可起到重要作用。

3. 在进行常规健康体检时，需要同时进行免疫体检。因为常规健康体检只能查出已发病，而对于可能因为免疫状态低下而存在的潜在发病因素无法提示。所以，通过量化的免疫状态评估可以警示亚健康状态下的疾病风险，从而提前介入以进行有效的健康管理。

MISS评分系统多少分是正常？正分、负分的意义是什么？

免疫健康的理想情况是免疫效应细胞和免疫调节细胞处于相对的平衡状态，这时的MISS免疫评分为0分。

MISS评分正分，说明免疫状态处于激活状态，人体易过敏，易出现排斥反应，多见于自身免疫性疾病发作期、器官移植急性排斥反应期、过敏和哮喘发作的患者等。

MISS评分负分，说明免疫状态低下，甚至处于免疫衰竭状态，常见于亚健康人群、肿瘤术前患者、长期放化疗肿瘤患者、器官移植患者、长期服用大量免疫抑制药物的患者、重大手术后恢复早期阶段等。

正常人常见平均分值是0分，一般0±2.5分可以认为是正常范围。实体肿瘤患者平均分值为–10～–8分，肝脏移植患者早期（3个月内）常见分值为–16～–5分。如果一个人MISS评分分值低于–3分，就需要积极介入，通过其他办法调节免疫，保卫健康。

免疫体检能明确提示发生肿瘤的可能吗？

免疫体系是我们身体的卫士，如果免疫状态低下，免疫力下降，容易发生肿瘤。器官移植患者长期服用免疫抑制药物，其肿瘤发生率是正常人的几十倍以上。

亚健康人群中，如果出现严重免疫力下降的情况，将来得肿瘤的概率是直线上升的。结合肿瘤其他高危因素分析，我们会筛查出一批肿瘤高危人群。因此，免疫力的评估和管理是预防肿瘤的第一道防线，也是真正治疗未病的突破性进展。

免疫体检能查出来得了哪种肿瘤吗？

免疫状态检测和量化评估是为了提示健康状态的当前情况和发病风险趋势，肿瘤只是可能发生的危害重大的病种之一，如果结合肿瘤的其他风险评估，是可以作出倾向性判断的。但是也不能忽略身体的其他疾病情况。

免疫检测关注于人体整体健康状态的控制，无论肿瘤还是其他疾病的，一旦发生，向健康逆转的可能性就已大幅降低。所以，由治疗转向预防，才是健康医疗的理想状态。

免疫体检正常的情况下，是不是意味着肯定是健康的，肯定不会得病？

免疫体检结果基本正常的情况下，证明机体目前的免疫系统功能处于良好的状态，具有良好的防御、清除等功能，对于大部分的外来病原因素、内在的突变因素等基本都可以清除，从而防止疾病的发生。

即使在免疫健康的情况下，如果有强大的外来诱因，还是会诱发其他疾病的。因此，我们还要结合健康的生活方式，良好的心态，以及合理的健康体检方案，从多方面保障身体的健康状况及疾病风险的排查和预防。

个别MISS检测0分的人，是因为存在代偿性的免疫平衡，是一个低水平的免疫健康，也需要根据免疫体检的数据，请免疫专家当面解读最好。

免疫检测和基因检测理论上有什么区别？

免疫检测是通过检测淋巴细胞亚群数量和状态，建立严格的数学模型进行量化评估分析，综合评定免疫功能，进而判读个体当前的健康状况。这是在细胞功能层面进行的筛查。细胞是人体健康的最基本单位，细胞健康，器官才健康，人体才是真的健康。免疫健康状态是可以改变的，因此，我们需要不定期地进行检测，更重要的是，免疫是可以管理和治疗的，因此出现了免疫的异常，我们是可以调节的。

基因检测是通过血液、其他体液或细胞对DNA进行检测的技术。其主要是检测基因的后天突变和遗传的基因缺陷。基因检测技术目前发展很快，但是存在过度商业化行为，部分不具备实际意义的项目被包装成商品推向市场。不

同的公司因为技术标准的不统一，造成检测的结果差异极
大，结果的权威性无法验证。基因检测存在可以检测但无法
改变治疗现状的问题。

做了免疫体检，我还需要做常规体检吗？

免疫体检可以精确筛查定义亚健康人群，从而进行精准
健康管理，最好同时结合常规健康体检，既可排查已病，又
可精准判断亚健康。我们常看到去年体检正常的人，一年后
会出现肿瘤晚期的表现。这往往是忽略了免疫状态的检测和
管理。因此，常规疾病体检结合免疫状态体检，会精准区分
健康和亚健康人群，从而为亚健康人群制订个体化的健康管
理方案，可大幅提高治未病的可行性。

免疫体检的临床意义和健康指导意义何在？

免疫状态全面检测和量化评估技术在临床上可以指导肿
瘤患者的治疗选择，指导器官移植患者的免疫用药和其他免
疫性疾病的诊断和治疗选择。而且免疫体检可以很好地鉴定
出亚健康人群，可以提前进行健康管理，有重要的临床和健

康指导价值。

觉得自己是亚健康，就算做了免疫体检，做完后有什么办法帮我改善健康状态？

以免疫为核心的健康管理，能够从评估、诊断、治疗和预防四个方面全面地指导健康管理，做到个体化和早发现、早治疗的主动健康管理。

免疫健康管理中心建立个体化健康档案平台，整合常规体检和免疫体检，结合中西医治疗方案，兼顾身体和精神情绪的全方位健康。以免疫状态的量化检测和评估为核心，贯穿所有应用方案和流程，形成完整的管理系统，确保精准诊断健康，量化评估健康管理过程，量化健康管理目标，真正实现治未病，赢健康。

我没觉得哪里不舒服，有必要做这个吗？会对我有什么帮助吗？

人体的代偿能力非常强大，多数疾病在发展早期人体不会有任何不舒服的感觉。亚健康状态就是因为没有特别明显的症状，所以经常得不到足够的重视，这样更增加了亚健康的危害。往往到了严重的症状出现时，已经达到了临床明确的疾病诊断，需要进行严格的临床用药或手术治疗，对健康的损害已不可逆转了。

通过免疫量化检测和评估可以精准筛查出亚健康状态，而这个极具隐匿性的阶段恰恰是处于健康和疾病的中间过渡阶段，具有可逆转性。如能在此时进行有效的干预处理，完全可以达到由亚健康恢复到健康状态，彻底阻断亚健康向疾病转化的危险进程，避免最终临床疾病的发生。

亚健康人群占总人群的70%～75%，是一个亟待重视的群体，常见的创业者、企业家、投资人、政府官员、互联网和IT人士、教师、警察、金融人士、自由职业者、工程制造业人士等都是亚健康高发人群。上医治未病，我们常常是说的到，做不到，有了免疫健康筛查和管理，我们才可以真正做到治未病，赢未来。

MICA+MISS 免疫全面检测与量化评分和医院做的淋巴细胞检测有什么区别？

MICA+MISS免疫全面检测与量化评分是完整的技术体系，主要包含三部分内容：①多达三十余项淋巴细胞亚群的深入检测分析。②完善的量化分析数据模型，实现整体免疫状态的量化评估分值。③临床医疗免疫专家深度免疫报告解读。不仅具有科学性、全面性，更具有实用性和指导治疗的价值。

有些医院开展的淋巴细胞检测仅包含部分免疫参数，免疫数据之间不具有内在逻辑性，不提供检测数据的结果分析解读，所以无法将检测数据结果与临床实际进行有意义的关联和分析，临床指导性、相关性不强。

第二章

肿瘤患病群体常见问题解答

肿瘤患者什么情况下需要做免疫检测?

肿瘤患者在手术治疗前后,放、化疗方案执行前后,均应进行免疫状态的量化检测和评估。在充分了解免疫状态后,方可决定后续的放、化疗方案的选择和应用时间窗口,从而提高患者的治疗预期。根据免疫状态来决定治疗方案,是真正精准的个体化治疗。如果存在免疫严重衰竭的状态,进行及时的免疫治疗更具有重要意义。

免疫力低不好,是不是越高越好?

免疫平衡才是最健康的,一个高水平的免疫平衡是最好的健康的表现。如果出现过度的免疫激活,严重情况下可能会导致自身免疫性疾病。

是不是免疫力强就不得肿瘤了？

免疫力强，得肿瘤的概率小，但不一定不得肿瘤。肿瘤的发生除了免疫因素以外，还有遗传因素、环境因素以及很多诱发突变的因素，也可以诱发肿瘤。免疫好的人即使得了肿瘤，肿瘤进展可能也会很慢，治疗效果也会更好；彻底根治以后，肿瘤康复得也更快。所以，免疫力强在肿瘤治疗方面肯定是有优势的。

我们如何在肿瘤很小还没有形成时发现它？

肿瘤很小时，我们是发现不了的。临床上最好的检查方法在肿瘤3～5mm大小时也基本很难发现。体检只能发现肿瘤发生的趋势。肿瘤发生发展的趋势是什么？是免疫状态出现了下降，是机体出现了很多和肿瘤相关的、一些不健康的生活习惯、亚健康生活习惯。

针对肿瘤，需要防的不是肿瘤，而是要建立起自身的免疫防线。提高自己的防护力量，才是预防和控制肿瘤的根本措施。

早、中、晚期的肿瘤都可以做免疫治疗吗?

免疫治疗在肿瘤治疗任何阶段都可以,越早越好。从国内外经验看,早期的肿瘤,手术切除以后加免疫治疗,不加放、化疗,患者可长期无瘤存活,而且手术后恢复得较快,1~2个月就可恢复到正常人的生活;晚期的肿瘤患者,如Ⅳ期的患者通过免疫、联合放化疗和手术等措施,有些人也能达到根治,所以任何时间都不晚。免疫是贯穿我们一生的事,所以免疫治疗也是可以贯穿于肿瘤的各个时期。

哪类肿瘤能用免疫治疗?

免疫治疗是一个非常广谱的治疗方案,如血液肿瘤可以用CAR-T治疗,所有的实体肿瘤理论上都可以用免疫治疗。但是T细胞的血液肿瘤,用T细胞治疗就不合适。从临床观察来看,肺癌、肝癌、结直肠癌、胆管癌、乳腺癌、卵巢癌、子宫癌等实体肿瘤,包括胰腺肿瘤、黑色素瘤,都对免疫细胞治疗很敏感。在免疫治疗之前,先做MICA+MISS免疫检测,制订一个个体化的免疫治疗方案效果会更好。

胸腺五肽等药物对提高免疫力有没有用?

现在提高免疫力有很多层次，药物就是其中一种，在西药里用胸腺肽来提升免疫力是一个常见的选择。但是成人到一定年龄以后（25岁以后）胸腺会慢慢萎缩。临床上的一些数据观察和发表的一些文章报道，胸腺肽对提升免疫力还是有一定帮助的，但是对于肿瘤患者在免疫细胞和肿瘤细胞战斗消耗时效果会比较缓慢。这是目前少数可以选择用来提高人体免疫力的一个药物，但作用有多大，可能还是要看个体变化和敏感性。

化疗还没坚持做完，把免疫提高上来后，还可以继续做化疗吗?

肿瘤患者最应该关注免疫力，化疗疗程坚持不下来，说明身体对化疗药物太敏感了，可能已经出现免疫敏感和下降，这时应做MISS评分检测。如果免疫力下降严重，应停止化疗，通过免疫细胞治疗等办法把免疫状态提上来，再继续化疗是可以接受的。免疫状态好的人，对化疗的耐受性比较好，化疗的副作用也会比较轻，治疗的效果也会更好，所以化疗和免疫细胞治疗应该是相辅相成的。

做完免疫细胞治疗之后免疫状态提升能持续多久？是否会恢复到之前的状态？

免疫力下降，进行免疫细胞调节，恢复到正常状态后，多数情况下可以很长时间维持免疫正常状态。

免疫力下降其实是有一定诱因的，如严重的酗酒、抽烟、熬夜、过度焦虑，这些都会影响免疫状态。免疫调理到高水平以后，如果这些不良习惯不改变，免疫水平肯定还会回到从前。所以，要改掉这些坏毛病，把免疫力维持好。当然，我们把免疫调整好以后，那么真正的健康危险就会逐渐被我们的免疫清除了。

高血压、糖尿病、冠心病等慢性病患者，适合做免疫调理吗？

这几种是常见的疾病，免疫体检发现，糖尿病、高血压和冠心病患者，经历长期慢性的一个疾病过程，会导致他们的免疫力下降。而他们的免疫力下降后，又会导致这些疾病症状加重，形成恶性循环。

　　观察到一些免疫调节的患者，当免疫状态提升后，血糖、血压会降下来，心脏各方面功能也会得到改善。所以，对某些高血压、糖尿病、心脏病患者来说，适当的免疫调整和激活可能会帮到他们。

乳腺癌可以用这种方式治疗吗？

　　乳腺肿瘤是所有实体肿瘤里对免疫影响最轻微的。所以，当局部肿瘤切除以后，患者的免疫状态一般会迅速恢复。但是即便很快恢复，很多人的免疫状态也不会达到正常水平。所以对乳腺癌术后的病例，患者术后早期加上免疫治疗能恢复得比较好，能促进患者迅速地达到正常的生活质量，形成良好的抗瘤心态和身体条件。乳腺癌患者术后加上免疫治疗效果会更好。

免疫治疗的未来会如何发展？有希望超越放、化疗成为主要的肿瘤治疗手段吗？

　　未来免疫治疗一定会成为肿瘤治疗的主要手段，甚至会超越放、化疗。免疫治疗未来可能会成为肿瘤治疗的核心技术。未来5～10年，个体化细胞治疗将成为肿瘤治疗的主流。医生可以根据免疫状态检查，有针对性地对患者进行个体化的免疫治疗。

我已经做过放、化疗了，现在做免疫检测还有意义吗？

放、化疗会显著降低免疫力。低下的免疫状态，过度应用放、化疗，可能会造成患者的免疫系统衰竭甚至崩溃，肿瘤的复发转移会出现得更早、更严重。

对于肿瘤患者用药前后免疫状态的检测和评估，对于放、化疗方案的评价和后续治疗方案的调整，免疫检测比白细胞计数检测具有更重要的指导意义。临床上，用白细胞计数来反映骨髓的功能，但是白细胞计数的变化不能够反映人体的免疫状态。

医生让我马上做化疗，还需要先做检测吗？ 化疗上得晚了会不会造成病情加重？

免疫检测对于肿瘤患者化疗方案的选择具有极其重要的指导意义。而在免疫功能显著低下的情况下，应该先用免疫方案提高免疫状态，从而提高整体的抗肿瘤能力，然后再进行化疗。对于免疫正常的患者，化疗可以早些进行。化疗的时机选择需要根据免疫状态来决定。

免疫衰竭的患者不适合早期做化疗。因此，对免疫状态比较低下的患者，不存在因化疗方案应用的推迟而引起病情加重的结果。临床上胰腺癌的化疗在手术后3个月进行，显著好于早期化疗的效果。核心原因就是手术后免疫状态还没恢复，早期化疗会显著增加免疫衰竭的概率，导致肿瘤不可控制地转移复发。

目前常用的免疫治疗药物 PD-1，免疫检测对这个药的应用有帮助吗？

PD-1是很好的免疫治疗手段，可以直接激活 T 细胞的战斗能力，产生杀伤肿瘤的作用。但是PD-1的应用前提之一就是要有足够数量的效应性淋巴细胞，因此免疫检测的价值也就充分体现了。没有足够的淋巴细胞，PD-1的治疗效果会受到严重影响。PD-1是淋巴细胞战斗的武器，如果根本没有足够的淋巴细胞，配置了这个武器也是杀伤不了肿瘤的，更可怕的是还会引起自体误伤的情况。因此，使用

PD-1时免疫检测很重要。

肿瘤患者一定要做放、化疗吗?

肿瘤的治疗是非常个体化的，对于能够完成手术切除、淋巴结清扫干净、没有转移的患者，可以在调节免疫状态的基础上，不常规应用放、化疗。根据患者的检测结果，依靠患者的免疫系统，维持机体正常的防卫功能，同时结合多靶向特异性的自体免疫细胞治疗技术，可以清剿患者体内残存的肿瘤细胞，患者可以做到无瘤长期存活，生活质量非常好。

对于比较晚期的肿瘤，肿瘤局部浸润严重，但是没有远处转移，可以通过结合免疫治疗进行手术吗?

晚期肿瘤的治疗更需要个体化的判断。如果只是局部浸润为主，没有远处转移，可以在手术的基础上，结合多靶向的细胞免疫治疗，然后适当地选择放、化疗和中医药的调理，个别患者可以达到长期存活的效果。

还有一些患者，没有手术治疗的机会，但是在免疫治疗和靶向药物以及放、化疗等综合治疗的措施下，会达到稳定的肿瘤抑制状态，形成带瘤长期存活的慢病状态，这也是肿瘤治疗观念的进步。

肿瘤的放、化疗和免疫细胞治疗矛盾吗？

肿瘤的放、化疗是目前治疗肿瘤的主要选择之一，但是长期的放、化疗不仅患者身体难以承受，肿瘤长期治疗的效果也不佳。已经有很多研究报道：长期的放、化疗可以诱导肿瘤细胞发生干细胞样改变，甚至形成干细胞样肿瘤细胞，这些细胞对放、化疗根本不敏感，因此也难以控制肿瘤，导致肿瘤迅速地转移复发。

免疫细胞治疗可以提高放、化疗的治疗效果，降低放、化疗的副作用，显著提高骨髓的免疫功能，帮助肿瘤患者顺利度过放、化疗的治疗阶段。在监测MISS免疫评分的基础上，免疫细胞治疗和放化疗可以间断、间隔进行，避开放、化疗的治疗高峰时间，进行抽血和淋巴细胞回输，会达到1+1 >2 的治疗效果。

肿瘤的免疫细胞治疗何时是最佳时机?

对于可以进行手术治疗的肿瘤患者,建议在手术前一天抽血留取细胞开始培养,手术中留取肿瘤新鲜组织标本,用来提取肿瘤抗原,诱导特异性的肿瘤多靶向细胞,然后在术后10天左右进行自体免疫细胞回输治疗。这样不仅可以迅速提升手术后的免疫低下状态,也可以即刻开始肿瘤残余细胞的清剿,达到更好的治疗效果。一般建议手术后进行连续三个疗程的免疫治疗。

放、化疗患者在治疗开始前检测免疫评分。如果MISS免疫评分降低,需要先调整免疫,即刻开展自体免疫细胞回输;如果免疫状态良好,可以先开展放、化疗,然后根据MISS免疫评分结果,阶段性给予免疫细胞治疗。

肿瘤绿色治疗模式是什么? 有什么样的突破性进展?

肿瘤绿色治疗理念是以免疫为核心,根据免疫状态检测结果和其他检测数据,提供个体化、订制化肿瘤总体治疗方案,提供高质量、高疗效、开心快乐的治疗过程。患者在医疗团队统一协调指导下进行治疗,获得高质量的医疗服务。

　　肿瘤绿色治疗模式分为四个层次治疗方案：第一层次是要消灭肿瘤的主体部队，通过外科手术、冷冻、射频等方法完成；第二层次是清剿肿瘤的残余细胞，通过靶向抗体、靶向免疫细胞、化疗、放疗等方法；第三层次是恢复建立正常的免疫状态，通过非靶向的自体免疫细胞回输、免疫药物治疗、中药调理、芳香治疗、身心灵疏导、保健品和营养指导等；第四层次是建立正确的肿瘤治疗观念，通过身心灵疏导，建立肿瘤慢病治疗理念；对于晚期肿瘤，让其尽可能带瘤生存，减轻痛苦，保证最后阶段的生活质量。

第三章

针对免疫检测报告的常见问题解答

如果免疫检测结果不正常，我该怎么办？是只能做免疫细胞治疗吗？

如果免疫检测的结果提示有异常，首先应该请免疫专家会诊。专家会根据你的检测结果并结合临床表现，为你制订个体化的、有针对性的免疫调理方案。多数情况下，通过系统的指导和综合性的健康管理，如中医药调理、身心疏导、太极和肌肉锻炼、口服灵芝孢子粉等，经过一段时间的调整，免疫状态基本可以得到明显的改善。

自体免疫细胞的应用是快速恢复免疫状态的先进技术，效果更迅速、更直接、更有效，同时也会调动骨髓的免疫功能，长期维持免疫的高水平状态，一般应用在中、重度亚健康人群。

MISS 评分为正分，一般会有什么症状？负分的人平时会有什么感觉？

MISS评分为正分，一般是提示免疫激活的状态，比较容易发生过敏反应、急性排斥反应、自身免疫性疾病等情况。有些MISS评分为正分是因为免疫效应细胞过度增强的结果，而有些MISS评分为正分是因为免疫抑制细胞下降的结果，因此这样的MISS评分正分其实也是免疫下降后机体失代偿的表现之一。MISS评分为正分的人群，应避免接触过敏原，少吃鸡蛋、牛奶、蜂蜜、虾蟹等容易致敏的食物，避免长期在灰尘雾霾天气下工作等。

MISS评分为负分提示机体是处于免疫抑制状态，对于外来异物、病原和内部的细胞异常裂变、不典型增生、癌变细胞等会出现不能识别，或者消灭、吞噬、清除等正常的防御反应严重下降。这类亚健康人群通常会有体质虚弱、身体湿冷、精力疲惫、易感冒、睡眠盗汗、酒量下降、消化功能和肺部排痰能力下降、皮肤晦暗、头发变白、月经减少、性功能下降等诸多情况，进而极有可能会导致肿瘤等重大疾病的发生。

进行了几次免疫检测，MISS 评分都很好，-2 到 +2，我是不是在这期间就不用担心得病或不会得癌症了？如果得了，我做这个检测干什么？

如果MISS评分检测的结果一直正常，当然是件值得开心的事情了，说明你的免疫功能一直处于良好的状态。当然也要根据具体的数据检测结果，排除机体免疫系统代偿后的假性评分增高情况。个别人会出现部分免疫细胞亚群数量下降的同时而其他免疫细胞亚群代偿性增高的情况，因此MISS免疫分值不是很低，因此专家解读很重要。

免疫正常不一定不得癌，但是免疫正常一定会显著减低患癌的概率。特别是有家族遗传倾向和高危肿瘤因素的人群，更要时刻警惕肿瘤的发生，及时复查MISS 免疫评分。

检测结果正常只能代表一个时间段的免疫水平正常，并不意味着一直处于稳定的状态。定期免疫状态检测和制订合理的健康体检方案，努力争取在亚健康阶段早期进行健康调节，防病于未然。重大疾病若能早发现、早治疗，就可以实现我们健康医疗的核心目标。所有预防性措施的花费，无论是免疫检测的花费，还是健康管理方案的费用，都不会比得病后所需要的治疗费用更高。

我的免疫检测评分是零分，可是我总是感觉无力，这是怎么回事？

如果健康体检没有明确提示罹患疾病，这种情况就要看具体的检测数据了。一种可能是虽然检测结果是零分，但是正处于一种代偿后的免疫平衡状态，这是一个维持在低水平的平衡。因此，这种状态虽然暂时看起来问题不明显，但是相当于存在一个极其不稳定的因素，需要引起高度重视。另外一种可能是处于身心等各方面压力的初期，还没发展到显著的免疫指标的变化。但如果不能及时地进行相应的调整，随之而来的免疫状态的改变会导致疾病的发生，也是需要给予特别的重视。

检测报告上提示 NK、NKT 明显降低是什么意思？

NK细胞是非特异清除的免疫细胞亚群，在人体内负责非特异清除功能，这类细胞和人体的衰老密切相关。当人体衰老加重时，NK和NKT细胞会显著降低。对于非特异的基因突变、外来抗原、病毒感染，这类细胞都有很好的清除作用。因此，如果这类细胞数量下降，会导致机体快速衰老，容易诱发肿瘤，容易感染病毒。

检测报告上提示B细胞明显降低是什么意思？

B细胞是负责体液免疫反应的细胞，成熟的B细胞会释放出各类抗体，介导体液反应。例如，在器官移植的急慢性排斥反应中，B细胞都会起到重要的作用。在T细胞免疫功能严重下降的个体，B细胞功能也可能会代偿增强。免疫检测也发现，个别肿瘤患者早期出现B细胞的显著降低。

树突细胞是做什么用的？它们的改变具有什么意义？

树突细胞是抗原递呈细胞。它们的改变直接影响身体对外来抗原的反应。在器官移植患者中，树突细胞会显著改变。在肿瘤患者中，会出现显著下降的状态，这样肿瘤抗原就会逃过免疫攻击，形成免疫逃逸。识别肿瘤抗原，诱导免疫耐受，树突细胞都是重要的一环。

自体免疫细胞治疗是科学的技术吗？

免疫状态的调节有很多的办法，但最快速、最直接、最有效的是自体免疫细胞的回输治疗。在血常规的检测中，白细胞、红细胞、血小板、血红蛋白的降低，都是严重的疾病，需要进行相应的治疗。除了白细胞外，其他都是补充异体的血液制品，也会有相应的风险，如传染病和排斥反应、过敏反应等。自体淋巴细胞的严重降低，也是免疫衰竭的状态，可以定义为一种新的疾病状态，必须进行治疗。体外扩增自体免疫细胞回输是解决这个问题的最好办法。免疫细胞治疗肿瘤是2010年获得诺贝尔医学奖的技术，在肿瘤的治疗应用中起到了很重要的作用。

第四章

针对器官移植患者的免疫评分指导意见

⌄⌄

器官移植患者什么时间进行免疫评分检测合理?

进行器官移植的患者,术前往往长期存在慢性疾病,甚至存在多种严重并发症和器官功能衰竭状态,因此,基本都是免疫状态低下的。术前MISS免疫评分,会给我们一个基础的受体免疫状态判断,可以直接指导我们手术后药物的治疗。

一般肝移植受体,建议在移植术前、移植术后一周、移植后一个月、移植后三个月、移植后半年,或者特殊调整添加药物时,进行MISS免疫评分的检测,来指导临床治疗方案。

对于器官移植患者免疫评分降低提示什么临床意义?

如果术前MISS免疫状态降低,手术后免疫抑制药物可以从低剂量开始,药物浓度不宜过高,免疫评分维持在−20~−10分就好,他克莫司的药物浓度不必强求达到常规的7~9微摩尔/升(μmol/L)。特别是对于老年患者,基本术前免疫状态比较差,术后可以长期低剂量免疫抑制药物维持就好,这样可以避免过度免疫抑制,导致药物中毒和机会感染,甚至骨髓抑制可能。

如果MISS免疫评分在−10分左右,可以继续维持当前的治疗,如果增减其他药物,需要检测评分变化或淋巴细胞亚群变化。肝移植术后半年内,可以维持免疫评分在−10~−5分之间,根据该评分指导药物调整。如果免疫评分低于−10分,则提示免疫抑制过度,应及时减药,防止感染发生或药物中毒可能。

如果移植物功能异常,药物浓度轻微改变,但MISS免疫评分低于−10分,高度提示药物中毒可能,应该减药,或者存在其他肝损害因素,应该及时进行调整。如果移植物功能异常,药物浓度轻微改变,但免疫状态评分高于−5分,或者达到正分数值，或者进行性增高，则高度提示排斥反应可能。

对于器官移植患者，MISS 免疫评分升高提示什么？

如果评分比较高，或者进行性增高，考虑有急性排斥反应的可能，应及时加药或联合用药。一般情况下，MISS免疫评分的升高会早于临床移植器官功能改变，一般提前1～3天，具有提前预防诊断价值，建议有条件的单位，可以联合诊断性移植物穿刺。

长期存活的移植患者免疫评分的意义在哪里？

我们观察到个别长期存活的移植患者，MISS免疫评分会出现比较高的分数，甚至出现正分的可能。这提示该受体在免疫常规防御方面已经恢复到了正常人水平，这样的受体不容易出现肿瘤、机会感染和其他相关问题。但对于这类移植受体，需要密切关注几类个别的免疫细胞亚群。对于长期存活受体，调整免疫药物具有重要意义，这需要和移植医生当面咨询。

　　长期存活的受体，普遍MISS评分比较高，但如果存在进行性增高，或突发的升高，仍然提示急性排斥反应的可能，需要密切关注。而个别长期存活受体，免疫评分比较低，需要适当调整甚至减少药物，防止长期过度免疫抑制，导致肿瘤和机会感染发生。